KB265550

잠만 자는 남자, 메마른 여자의 성영양 플랜

잠만 자는 남자, 메마른 여자의
성영양 플랜

초판 1쇄 인쇄일_2013년 7월 30일
초판 1쇄 발행일_2013년 8월 8일

지은이_ 김청호·김천규·엄수려 공저
펴낸이_최길주

펴낸곳_도서출판 BG북갤러리
등록일자_2003년 11월 5일(제318-2003-00130호)
주소_서울시 영등포구 국회대로 72길 6 아크로폴리스 406호
전화_02)761-7005(代) | 팩스_02)761-7995
홈페이지_http://www.bookgallery.co.kr
E-mail_cgjpower@hanmail.net

ⓒ 김청호·김천규·엄수려, 2013

ISBN 978-89-6495-054-8 13510

이 도서의 국립중앙도서관 출판시도서목록(CIP)은 e-CIP홈페이지
(http://www.nl.go.kr/ecip)와 국가자료공동목록시스템(http://www.nl.go.kr/kolisnet)에서 이용
하실 수 있습니다.(CIP제어번호 : CIP2013012398)

잠만 자는 남자, 메마른 여자의
성영양 플랜

김청호·김천규·엄수려 공저

Sexual Nutrition Plan

BG 북갤러리

서문

**"영양섭취와 생활습관을 꾸준히 돌보면
젊었을 때의 에너지를 회복할 수 있다"**

노화의 굴레에서 벗어나 언제까지고 충만한 젊음의 에너지를 누리고자 하는 인간의 노력은 고대에서부터 오늘날까지 계속 이어지고 있다. 1983년, 57세의 영국 의사 브린들리(Brindley)는 라스베이거스 의학학회의 연단에 서서 수백 명의 동료 의사들에게 팬티를 벗고 자신의 발기된 음경을 보여주었다. 발기부전을 치료하기 위하여 연구했던 파파베린을 직접 자신의 음경에 주사하여 그 결과를 과시한 것이다. 그 자리에서 브린들리 박사의 아랫도리를 직접 목격한 학회 참여자들은 물론 이 소식을 전해들은 사람들에게도 그야말로 센세이셔널한 이벤트였다. 유사 이래 발기부전으로 고통 받는 남성들에게 직접적인 도움을 주는 약물요법의 시초가 생긴 것이다.

그로부터 15년 후 1998년, 발기부전에 대해 최초로 성공을 거둔 경구용 약물 실데나필 제제가 시장에 첫 선을 보임으로써 하룻밤 사이에 인류 역사에 새로운 한 획이 그어졌다. 실데나필은 기질성 문제, 심리적 문제, 또는 복합성으로 야기된 발기부전을 치료하는 데 그 유효성을 인정받았다. 경구용 발기부전 치료제는 남성이 성욕 여부에 상관없이 발기를 야기하는 주사요법제와 같은 초기 약물과 달리 남성이 흥분할 때에만 작용을 나타낸다.

경구용 발기부전 치료제는 성욕호르몬인 테스토스테론과는 전혀 무관하고, 혈관에 직접 작용하여 발기를 일으킨다. 따라서 정신적, 정서적으로 흥분이 되지 않으면 작용이 불가능하다. 또한 발기 유도에 유효한 만큼 중증의 부작용 위험이 있으므로 심장과 혈압에 문제가 있는 사람들은 전문인의 엄격한 감시 하에 처방을 받아야 한다는 단점이 있다.

즉효약 시대의 현대인은 성생활도 신속하고 쉽게 개선하는 마법의 약물을 원한다. 천연의 성영양제는 일반적으로 합성약물보다 효과발현이 더 느리기 때문에 효과가 없다고 오판을 받기도 한다. 즉시 효과를 나타내는 합성약물을 선호하다보니 한두 시간 이내에 효과를 보지 못하면 쓸모가 없다고 간주하는 경향이 있다. 그러나 천연의 치료법은 즉각적으로 발기를 일으키는 합성약물보다 시간은 걸리더라도 발기력을 안전한 회복에 유용하다는 비교할 수 없는 이점이 있다. 특히 심장질환으로 약물을 복용하는 남성들은 천연의 대체방법인 비약물성 발기증강제를 찾아야 할 것이다.

사랑의 행위가 성공적으로 달성되기 위해서는 해당 인체 시스템의 꾸준한 케어가 필요하다. 즉, 인체 시스템이 필요로 하는 영양소를 공급하는 것이 우선되어야 한다. 성영양(sexual nutrition)은 영양학적으로 성호르몬과 신진대사에 필요한 영양소를 공급하여 성욕을 개선, 증진하는 방법으로, 평생 동안 최적의 성건강을 위한 식이요법과 보충제 및 기교의 종합 프로그램을 제공하는 것이다.

발기부전이나 성욕 저하와 같은 성기능 부전을 겪고 있는 사람들은 대개 즉효약을 원하지만, 결론을 이야기하자면 지름길은 없다. 그러나 성건강(sexual health)에 영향을 미치는 영양소를 균형 있게 섭취하는 성 영양의 개념을 파악하고 본인의 영양섭취와 생활습관을 꾸준히 돌본다면 젊었을 때의 에너지와 즐거움은 반드시 회복할 수 있다.

　성영양(sexual nutrition)은 현재 활발히 연구되고 있는 분야로, 부작용이 없고 안전한 성기능 개선을 위한 영양배합과 식단을 의미한다. 이 책에서는 기존의 테크닉 위주의 성기능 관련 책들과 달리 국내 최초로 과학적 근거에 입각한 양질의 성건강과 성영양 정보를 수록하고 있다. 세계 각국의 성영양 전문가들의 최신 연구정보를 모아 한국의 독자들에게도 약물의 도움 없이 안전하게 성기능 부전을 회복할 수 있는 방법이 있음을 알리고자 최선을 다했다.

　이 책을 읽는 모든 독자들이 언제까지나 인생의 기쁨을 느낄 수 있기를 바라며…….

2013년 5월
공저자 김청호, 김천규, 엄수려

차례

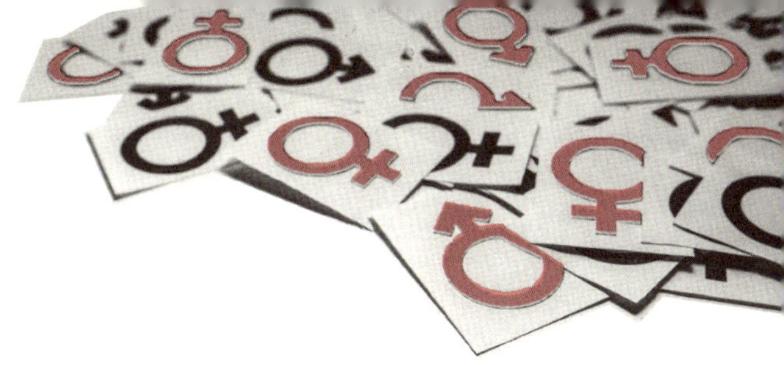

제2장 발기의 과학

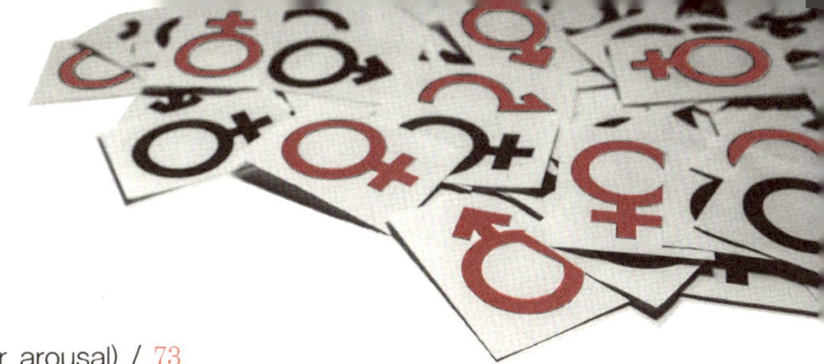

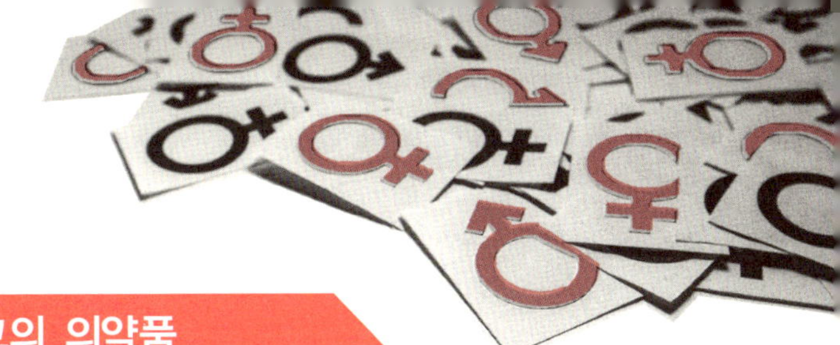

제5장 섹스는 최고의 의약품

제6장 성 윤활액의 새로운 일견

제7장 섹스토이

제8장 60세 이후의 사랑과 섹스

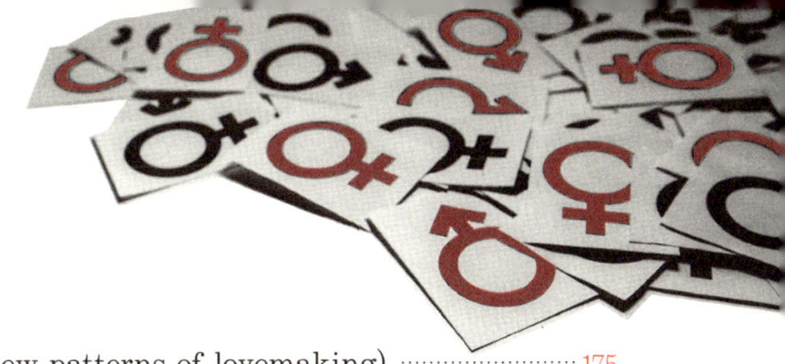

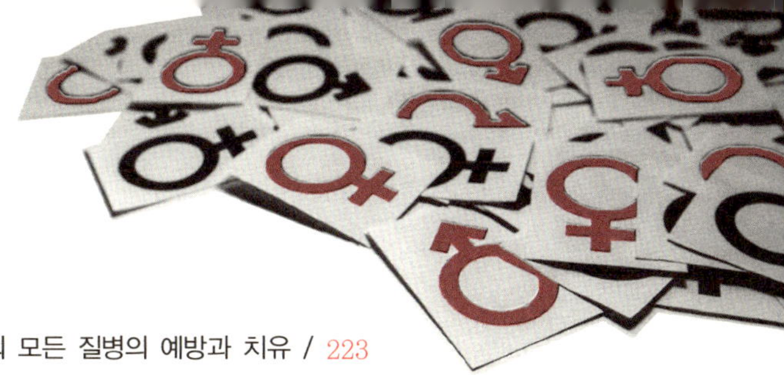

제11장 천연의 성영양 보충제

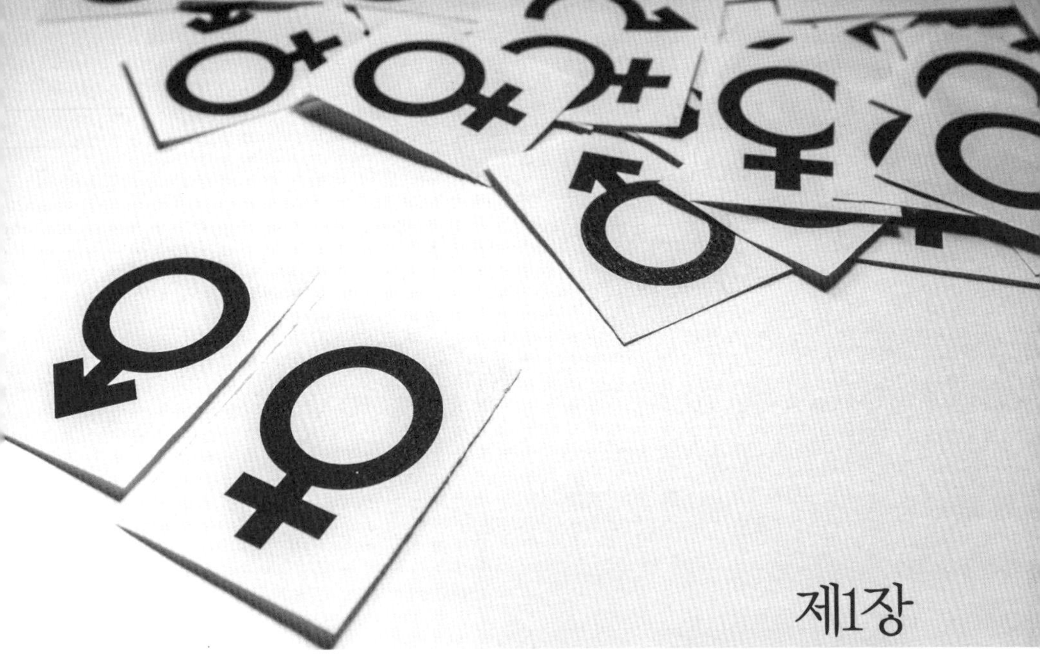

남자, 섹스 그리고 발기부전

- 남성의 커다란 세 가지 공포(big fears)
- 고자의 분노(impotent rage)
- 발기불능(impotence)과 기회(opportunity)
- 남성 갱년기(male menopause)의 증상
- 여성 갱년기와 남성 갱년기의 차이점
- 남성은 여성호르몬을, 여성은 남성호르몬을 가지고 있는 이유
- 남성 갱년기와 연관된 성적 증상
- 중년 남성의 육체 : 4P의 상실
- 남성의 엔진(male motor), 테스토스테론(testosterone)
- 총 테스토스테론과 유리형 테스토스테론의 상관관계
- 테스토스테론과 성욕(libido)
- 노년 남성과 에스트로겐 과부하(overload)
- 호르몬 불균형과 비만
- 중년 남성의 에스트로겐 증대의 7가지 이유
- 남자, 섹스 그리고 호르몬
- 테스토스테론 + 실데나필 = 인류를 위한 거대한 도약
- 남성호르몬 대체요법(TRT)의 대체제
  1. 안드로스테니다이온(Androstenedione)
  2. DHEA(디하이드로에피안드로스테론 ; Dehydroepiandrosterone)
  3. L-알기닌 +은행잎 추출물 = 실데나필의 천연 대체제

제1장
남자, 섹스 그리고 발기부전

남성의 커다란 세 가지 공포(big fears)

남성은 나이가 들어감에 따라 세 가지 큰 공포를 마주하게 된다.

첫 번째 큰 공포는 나이 증가에 따른 발기력(erection)의 손실로 성교를 못하게 되는 것에 대한 두려움이다. 발기는 자연적인 생리반응으로, 태어나기 전 태아(fetus)의 경우에도 발기가 야기된다는 사실이 초음파로 종종 관찰되고 있다. 새로 태어난 남아도 분만 후 수 분 내에 최초의 발기가 야기된다. 또한 남성은 매일 밤 수면 시 성적활성 여부에 상관없이 전형적으로 약 매 60~90분마다 10~20분간, 또는 3~5회의 자연스러운 생리적 발기가 일어난다. 이와 같은 발기는 1단계의 급속안구운동(REM) 수면 시 야기된다. 생리학적으로 야간발기(night erection)는 성기조직에 산소를 자주 공급하여 남성이 평생 동안 성기의 기능을 건강하게 유지하는 방법의 하나다. 따라서 남성은 실제 태어나는 날부터 죽는 날까지 성적인 인간(sexual person)으로 간주되고 있다.

두 번째 큰 공포는 성욕(sexual desire)의 소실이다. 부부가 오랜 기간 동안 관계를 유지하다보면 부부로서의 생활패턴은 틀에 박힌 일상이 되는 경향이 있다. 즉, 서로의 행동과 반응에 대한 예견이 가능해지면 부부에게 지루함이 찾아온다는 것이다. 특히 섹스는 이와 같은 특징들이 일어날 수 있는 하나의 영역으로 싫증을 잘 느낄 수 있다. 처음에 어떤 일이 일어나고 다음에 무슨 일이 발생할지, 마지막에 무엇이 일어날지를 미리 알게 된다. 따라서 섹스하는 동안 마트에 가서 장을 볼 것들에 대해 생각하기 시작한다. 만일 로맨스, 육욕탐닉(sensuality)과 정교(intimacy)가 없어지면 성욕은 시들게 된다.

성욕의 감소는 주변갱년기(perimenopause)나 호르몬 농도의 감소에 기인한 것으로 비난하거나, 파트너의 성욕감소로 떠넘기기가 일쑤다. 만일 파트너가 단조로운 성생활에 대해 동일한 감정을 경험한다면 이 말은 옳을 수도 있다. 이런 상황으로부터 벗어나기 위해서 새로운 섹스파트너를 구하거나 또는 자가 자극(self-stimulation)으로 치우칠 수 있다. 만일 성욕감소를 이와 같은 방법으로 해결할 경우에는 불행과 죄의식을 자초하게 된다. 이를 막기 위해서는 새로운 길의 모색이 필요하다. 즉, 새로운 체위전환, 윤활액 사용, 섹시한 조명과 음악, 더 많은 구두표현(verbalizing) 및 환상(fantasies) 등을 활용하면 도움이 될 수 있다.

세 번째 큰 공포는 자기 파트너가 섹스에 흥미를 갖지 않는 일이다. 심리학적으로 파트너 문제는 매우 중요하다. 성욕은 다면성을 가지고 있으나 파트너의 성적 흥미에 의해 극적인 영향을 받는다. 일반적으로 현명하고 개방적인 여성은 친밀하며 상호간의 성적 관계를 개발할 기회를 수용하고 받아들인다. 각자의 성적 반응은 다른 사람의 성적 흥분을 가져올 수 있는 상승적 과정(synergistic process)을 부른다. 대부분 부부의 경우 나이가 들면서 여성의 흥분이 남성보다 더욱 용이하고, 보다 예견이 가능하다. 여자의 욕망은 남성과의 인간관계에서 유익한 결과를 가져온다. 성적으로 흥분한 파트너는 최고의 최음제(the best aphrodisiac)이기 때문이다. 따라서 자기 파트너의 성적 흥분을 환영하고, 즐기고, 반응하는 남성은 중요한 성적 자원을 가지게 된다. 종래의 고정관념에 의하면 성교만이 유일한 섹스였다. 그러나 다양하고 융통성 있는 부부에게는 오럴섹스, 핸드섹스(manual sex), 성기 애무 및 비성기적 쾌락추구 등 모두가 의미 있는 부부관계를 제공한다. 따라서 성 활동에 보다 광범위하고 융통성 있는 접근을 받아들인다면 탄력적이고 만족스러운 성생활(sex life)을 누릴 수 있다.

고자의 분노(impotent rage)

여성의 갱년기는 통상 약 45~55세의 한정된 나이 범위에서 발생하고 있다. 남성의 경우 40세부터 종종 잠행성으로 15년간에 걸쳐 서서히 발현한다. 남성 갱년기는 통상 여성보다 작용발현이 점차적으로 야기되는 편이다. 이것의 가장 명확한 증후는 섹스에 관한 흥미와 발기력의 상실 그리고 활력(vitality)과 정력(virility)의 위기이다.

1,000명의 남성을 대상으로 한 남성 갱년기의 증상은 활력의 소실인 피로가 80% 이상에서 나타나고, 우울이 70%, 전반적인 활기와 유연성이 떨어지는 조기노화, 성욕 저하는 증례의 80%에서 나타난다. 성욕

(libido)감소는 활성테스토스테론(active testosterone) 농도가 인체에서 저하됨에 따라 수개월 또는 수년에 걸쳐서 점차적으로 나타난다. 이것은 성적 사고, 성적 환상(fantasies) 그리고 성적인 꿈의 빈도를 감소시키기 때문에 남성의 성생활의 모든 측면에 영향을 미친다. 발기를 이루고 유지할 수 있는 능력인 정력(potency)의 감소는 증례의 80%에서 발생되는 남성 갱년기 증상 중 가장 고통스러운 증상의 하나다. 특히 간과하기 쉬운 증상으로는 흥분(irritability)과 노여움(anger)으로 남성의 60% 이상에서 나타난다. 학자에 따라서는 남성의 80~90%에서 발현하는 것으로 보기도 한다.

사소한 일임에도 불구하고 마치 중요한 일인 것처럼 신경질과 노여움을 계속적으로 나타내는 나이든 남성들을 일상생활에서 흔히 볼 수 있다. 이와 같은 사실은 저농도의 테스토스테론의 활성과 연관이 있기 때문에 문자 그대로 '고자의 분노(impotent rage)'로 기술하고 있다.

발기불능(impotence)과 기회(opportunity)

섹스는 전반적인 인생의 모든 단계의 사람에게 큰 즐거움을 주는 경험 중 하나이다. 일반적으로 섹스는 젊은 사람과 좋은 몸을 가진 사람들의 전유물로 생각하기 쉽다. 섹스는 몸처럼 나이가 들어감에 따라 변하지만 성욕은 대부분의 경우 결코 소멸되지 않는다. 남성은 평균 1시간 당 6회 정도 섹스를 생각하고 있으며, 그 결과 1주일 간 750회나 성적인 생각에 사로잡힌다. 어떤 조사에 의하면 모든 연령의 남성들은 1주에 약 3회의 성교를 원한다고 한다. 남성들이 섹스에 몰두하는 것은 놀랄 일이 아니다. 진화론적 측면에서 오늘날의 모든 인간은 생식적으로 성공한 선조들로부터 진화한 소산물이기 때문이다. 남성들이 성교에 초점을 맞추는 것은 더 많은 자식을 낳아 종족을 보존하기 위한 진화적 기능에 기인하는 것으로 보고 있다.

실제 평균 나이가 67세인 그룹을 대상으로 한 연구에 의하면, 70세 이하 남성의 53%가 1주에 최소 1회의 섹스를 하고, 70세 이상의 남성은 33%에서 동일한 패턴이 나타났다. 여성의 경우도 상기 데이터와 동일한 결과를 보이고 있다. 더 나아가 대부분의 남성과 여성들은 기회가 주어진다면 더 많이 섹스를 하고 싶어 한다. 이 그룹에 속하는 모든 남성과 여성의 98%가 1주에 1회의 섹스를, 그리고 66%가 1주에 2회 또는 그 이상의 섹스를 원했다. 그러나 이런 이상적인 성생활을 방해하는 두 가지 문제가 있다. 남성의 문제는 발기불능과 정력(potency) 저하인 반면, 여성의 경우는 기회 부족 그리고 많은 여성들에게 가장 큰 성적문제인 질 건조증(vaginal dryness)이다.

다양한 전문가들의 보고에 의하면 나이가 들더라도 기회만 주어진다면 성 수행에 대한 여성들의 흥미와 능력은 줄어들지 않는다고 한다. 상기와 같은 문제점이 해결될 경우 언제든, 어디서든, 누구라도 성의 즐거움을 향유할 수 있을 것이다. 또한 파트너에 대한 싫증(boredom)도 하나의 요소가 되기 때문에, 우수한 효과의 호르몬 대체요법(hormone replacement therapy : HRT)보다 더욱 탁월한 것이 남편 대체요법(husband replacement therapy : HRT)이라는 농담도 있다.

남성 갱년기(male menopause)의 증상

남성 갱년기는 일반적으로 나이가 40세에서 55세 사이의 모든 남성에서 발생하는 호르몬성, 심리적 그리고 화학적 변화에서 시작한다. 때로는 35세의 이른 나이, 또는 65세의 늦은 나이에도 발생할 수 있다. 이와 같은 변화는 남성생활의 모든 측면에 영향을 미친다. 남성 갱년기의 동의어로 사용되는 단어로 안드로포즈(andropause)가 있는데, 여기서 안드로(andro)는 라틴어로 남성을 의미한다. 라틴어로 남성을 의미하는 또 다른 단어인 비로(viro)를 사용한 비로포즈(viropause)라고도 한다.

여성의 폐경기는 생물학적인 종료를 의미하지만 중년의 남성들은 아직도 생물학적 선택을 가지고 있다는 것이 차이점이다. 이와 같이 남성은 생식년수의 종료를 의미하는 명확한 생물학적 지표가 없다. 이것은 하나의 축복이며 또한 저주가 되기도 한다. 60, 70대 그리고 80대에도 생식적 선택이 가능하기에 젊은 성 활동에 매력을 느낄 뿐만 아니라 '영원한 젊음'의 환상에 사로잡혀 자신의 성적 잠재력을 발휘할 수 없을 때에 좌절감을 느낄 수 있는 것이다. 50세 이상의 대부분의 남성들은 정신적으로 아직도 본인이 한창이라고 생각한다. 그러나 남성 갱년기의 가장 빈번한 육체적 증상인 지방과 체중의 증가, 시력 저하, 건망증, 기억력 저하, 탈모, 육체활동의 지구력 저하 등을 접하게 되면 이러한 괴리에 신경질, 우유부단, 불안과 공포, 우울, 자신감과 기쁨의 소실, 인생의 목적의식과 방향감의 상실, 고독감 증대, 집중력 저하, 자존감 저하 등을 겪게 된다. 이것은 심리적 남성 갱년기 증상으로 간주된다. 빈번하게 나타나는 갱년기 성적 증상으로는 섹스에 대한 흥미 감소, 성적 변화에 대한 불안 또는 공포감 증가, 파트너와의 섹스에 대한 흥미 감소, 자위행위 증가, 성욕소실에 대한 불안감, 사정력 저하, 성교시 발기부전, 오르가즘 도달 실패, 다른 사람과 섹스를 하는 판타지 증가, 섹스 및 애정관계에 대한 문제점과 다툼 증대 등이 있다.

여성 갱년기와 남성 갱년기의 차이점

갱년기 시 여성들의 여성호르몬 하락은 남성들의 남성호르몬보다 더욱 신속하게 진행된다. 여성들은 마치 절벽에서 떨어지듯 호르몬 수치가 변화하나, 남성들의 호르몬 변화는 언덕에서 내려오는 것처럼 느리게 나타난다. 일반적으로 대부분의 여성들은 45~50세 초반에 갱년기가 시작된다.

남성의 갱년기는 40세경에 시작되어 15년에 걸쳐서 점차적으로 발생해서 여성 갱년기보다 증상이 부드러운 것이 특징이다. 반면 여성들은 갱년기에 더욱 신속한 변화와 극적인 증상으로 변화를 겪게 된다. 또 다른 특징으로는, 여성은 갱년기 진행이 완료되면서부터 자식을 가질 수 없다. 남성은 남성 갱년기가 완성되어도 대부분 자식을 낳을 수 있다는 것이 다르다.

대부분의 사람들은 남성 갱년기는 없다고 생각한다. 갱년기를 거치는 남성들에게 갱년기 여성과 같은 뚜렷한 패턴을 확인할 수 없기 때문이다. 여성의 경우 안면홍조(hot flash)가 갑자기 나타나고 호르몬 농도가 태풍 속 기압계처럼 급강한다. 실제 상당수의 여성들은 갱년기 시 2~3년간 태풍과 같은 고통을 받는다. 남성들이 이와 같은 고통을 경험하는 경우는 드물다. 왜냐하면 남성들은 중증의 질병을 제외하고 2년 사이에 성호르몬의 90%를 소실하는 경우가 없기 때문이다.

그럼에도 불구하고 남성들은 갱년기를 거쳐 간다. 이것은 밤도둑처럼 뒷문으로 살짝 들어와서 인식하지 못하는 사이에 근육량을 줄이고, 에너지도, 자신감도, 정력도 저하되는 상태에 빠뜨린다. 그 결과 남성들은 이해하지도, 말하고 싶지도 않은 회색지대(gray zone)에 들어가게 된다.

갱년기는 남녀에 상관없이 증상이 많은 것처럼 그 원인도 다양하다. 그러나 근본적인 원인은 호르몬성(hormonal)이다. 여성들은 에스트로겐과 프로게스테론 농도가 갱년기 시 급격하게 떨어진다. 남성들의 테스토스테론 농도는 10년에 걸쳐 고르게 하강한다. 남성 호르몬인 테스토스테론의 감소는 나이와 더불어 아주 점차적으로 발생한다. 평균 남성들은 25세를 기점으로 매년 순환테스토스테론 농도가 약 1%씩 소실된다. 그러나 이와 같은 변화는 남성들 간에 큰 차이를 나타낸다. 일반적으로 테스토스테론 농도가 정상범위 내에 있지 않은 노인 남성들이 탁월한 정신적 그리고 육체적 건강을 가진 경우가 드물고, 건강하고 활력 있는 사람들은 항상 테스토스테론 농도가 고수준의 정상범위에 있다는 사실이 알려지고 있다. 따라서 테스토스테론은 남성 활력(male vitality)에 대한 비밀무기로 간주할 수 있다.

남성은 여성호르몬을, 여성은 남성호르몬을 가지고 있는 이유

에스트로겐은 단순히 여성호르몬의 전유물이 아니고, 테스토스테론이 단지 남성용 호르몬인 것은 아니다. 인체는 생각보다 훨씬 더 신비스럽고 복잡하다. 남성과 여성은 반대 성의 주요 성 호르몬을 상당량 가지고 있다. 성 활동을 활성화하기 위한 최적량의 에스트로겐과 테스토스테론을 동시에 갖고 있는 것이다. 테스토스테론이 남성에게 중요하고 유일한 호르몬이 아니라는 이야기이기도 하다. 에스트로겐 또한 남성의 웰빙과 행복감에 중요한 역할을 한다.

여성들은 남성들보다 테스토스테론의 양이 훨씬 더 적은 것처럼, 남성들은 여성들보다 상당히 적은 에스트로겐을 갖고 있다. 남성의 혈류에서 에스트로겐은 섹스에 대한 욕망이 아닌, 사랑과 친교(intimacy)를 담당하고 있다. 에스트로겐은 남녀 공히 중요시하는 품성인 수용성(receptivity) 및 감촉(touching)을 촉진한다. 따라서 대부분의 여성들은 성행동 자체보다도 포옹과 껴안기(cuddling)를 선택할 뿐만 아니라 성교보다는 애무(touching)를 선호한다. 모든 남성들이 원하는 것은 섹스라는 일반적인 통념과 달리, 모든 남성은 특히 늙어감에 따라 만지고 만져주길 바라고 또 필요로 한다. 이들은 성관계(sexual connection)보다 훨씬 더 감각적이고 정서적인 친교를 필요로 한다. 남성의 혈중에 순환하는 에스트로겐은 남성 성 활동의 정서적이고 수용적인 측면에 도움을 준다. 남성에게 에스트로겐이 중요한 것처럼 테스토스테론 또한 여성의 성적 웰빙에 중요한 호르몬이다. 정상적인 생리대사에서 여성은 활력과 성욕을 경험하고 인체조직의 기능을 건강하게 유지하며 정상적인 성적 발육에 필수적으로 필요한 양의 테스토스테론을 생성한다. 그리고 이 테스토스테론의 필요량은 폐경 이후 감소하기 때문에 그 결과 많은 여성에서 활력과 성욕이 소실된다.

이 경우 만일 테스토스테론을 보충해주면 평소 수준의 에너지, 성욕(libido), 웰빙감을 회복하는 데 실질적인 도움을 줄 수 있다. 따라서 테스토스테론을 남성호르몬, 에스트로겐을 여성호르몬으로 부르는 것은 실제 큰 의미가 없다. 테스토스테론은 남성과 여성 모두에게 성욕 호르몬(desire hormone)이다. 만일 이 호르몬의 농도가 정상 이하로 떨어지면 성욕이 현저하게 감소하거나 소실된다. 또한 성욕이 없으면 남성 성기가 정상적인 기능을 수행하기가 곤란하다.

남성 갱년기와 연관된 성적 증상

대부분의 남성들이 남성 갱년기에 접어들 때 가장 큰 관심사는 성기능의 상실이다. 많은 남성들은 젊은 시절의 바위처럼 단단한 소방용 호스 같은 성기(rock-hard fire-hose penis)에 집착한다. 그들은 정상적인 인생 후반부의 변화에 준비되지 않은 경우가 많다.

어떤 학자에 의하면 젊은 남성의 최대 사정거리(ejaculatory distance)는 약 30~60cm(12~24인치)인 반면, 노인은 8~12cm(3~5인치)밖에 되지 않는다. 사정력의 약화뿐만 아니라 사정량 및 쾌감의 정도에도 영향을 미친다.

실제 많은 남성들은 다음 단계에서는 전혀 사정이 되지 않는다는 것을 알고 전율한다. 이것은 육체적, 정서적 증상보다도 더 수용하기가 힘들다. 더욱 고통스러운 것은 다음과 같은 남성 갱년기 연관 성적 증상이다. 성교를 원할 때 발기가 되지 않는 경우, 필사적으로 성교를 원했을 때까지도 발기가 되지 않는다는 것을 알았을 때, 오르가즘이 이전만큼 강력하지 못하거나 즐겁지 않을 때, 오르가즘에 도달하기 위해 특정 성적 장면에 대하여 환상을 펼쳐야만 할 때 등이다. 그 결과 이와 같은 중년의 변화의 일환으로 섹스에 대한 좌절감과 노여움이 야기될 수 있다. 수많은 남성들은 노년은 인생을 가치 있게 만드는 성적 기쁨(sexual joy)을 포기하고 일종의 '섹스를 하지 않는 성인(sexless saint)'의 이미지를 갖게 된다. 그러나 이들 성생활의 유일한 문제점은 성에 충분한 흥미를 갖지 않는 데 있다고 전문가들은 말하고 있다.

중년 남성의 육체 : 4P의 상실

남성 갱년기는 중년의 위기(midlife crisis) 이상을 의미함과 동시에 남성의 육체에서 실질적인 호르몬성 및 생리학적인 변화를 포함하고 있다. 중년의 남성들은 에너지(power), 목적의식(purposes), 열정(passion), 정력(potency)의 상실을 느끼면서 인생의 끝이 시작되는 느낌을 갖게 된다.

> 4P = Power, Purposes, Passion, Potency

특히 발기부전을 가진 남성의 이미지는 '터보기능이 없는 스포츠카,'

‘포효할 수 없는 정글의 왕’, ‘콘센트 없는 전력기구’, ‘목장에서 해고된 말보로맨’ 등으로 개인적인 파워 손실과 남성 자존심의 저하를 초래한다.

중년의 많은 남성들 기운데 성욕 저하와 연관된 문제는 특히 빈번하다. 성적 흥미를 상실한 남성은 종종 발기가 되지 않고, 발기가 잘 안 되는 남성은 성 활동에 대한 욕망을 상실한다. 그 결과 두려움과 갈등이 증가한다.

남성들이 40대, 50대가 되면 이와 같이 4P의 상실이 초래되는데, 처음에는 충격과 불신을 느끼지만 그 다음에는 그것을 무시하고 문제가 저절로 사라지기를 바란다. 그 문제가 저절로 해결되지 않으면 두려움 그리고 공포(panic)에 빠지게 된다. 설상가상으로 대부분의 남성들은 수치심을 느끼고 발기능력과 함께 남성 파워도 사라지는 것처럼 생각한다. 이에 대해 남성들이 취할 수 있는 행동 중 가장 어려운 것은 문제가 지속되었을 때 그것을 인정하고, 신뢰하는 이에게 털어놓고 도움을 청하는 일이다. 그러나 대부분의 남성들은 문제를 부인하고 어느 누구와도 그것에 대해 이야기하기를 거부하며, 파트너나 자기 자신을 비난하고 움츠러들기 시작한다. 그리고 결국 섹스를 피할 이유를 찾는다.

그렇다고 실제 존재하지 않는 문제로 자존심을 침식하고, 관계를 악화시키며, 삶을 빠르게 내리막으로 치달을 필요는 없다. 발기부전은 아주 빈번하고 또 치료가 가능하기 때문이다.

남성의 엔진(male motor), 테스토스테론(testosterone)

테스토스테론은 남성의 성 호르몬으로서 고환에서 생성되어 분비되는 주요 호르몬이다. 성인 남성에게서 테스토스테론을 생산하는 주 공장은 고환의 간질세포(Leydig cells)인데 전체 고환 무게의 20%를 차지하고 여기서 테스토스테론의 약 90~95%가 생산되며, 나머지는 부신에서 생산한다.

물론 여성들도 남성의 10분의 1, 20분의 1에 해당하는 양의 테스토스테론을 가지고 있다. 테스토스테론은 성욕, 공격성, 정자 생성 그리고 남성의 요로 및 생식기계의 모든 조직을 자양시키는 성 호르몬의 작용보다 훨씬 더 많은 작용을 발휘한다. 테스토스테론은 인체의 모든 부분에 순환하고 있다. 따라서 머리에서 발끝까지 테스토스테론에 대한 수용체(receptors)가 존재한다. 이와 같은 테스토스테론은 근육량을 재건시키고 유지함과 동시에 지방을 연소시킨다. 또한 골밀도 및 강도를 유지하고, 전신에 산소섭취량을 개선시켜 모든 조직을 활성화 하고 강력한 면역기능을 유지하는 데 도움을 준다. 또한 테스토스테론은 정신집중력과 기분을 개선시키기 때문에 치매로부터 뇌를 보호하기도 한다.

테스토스테론의 효과는 사춘기동안 가장 뚜렷하게 나타난다. 이것은 후두를 크게 하고, 성대를 두껍게 하며 체모량과 근육량을 늘린다. 사춘기 이후 남성의 경우 테스토스테론의 농도는 서서히 떨어져서 육체적 건강, 웰빙 그리고 기분과 성욕(libido)에 큰 영향을 미친다. 테스토스테론의 농도는 50세 이후 남성의 20%에서 비정상적인 농도로 떨어진다. 남성 갱년기(andropause)는, 나이가 증가함에 따라 성 호르몬 결합 글로불린(sex hormone-binding globulin)이라는 단백질의 생성은 증가하는 반면, 유리 테스토스테론(free testosterone)의 농도는 진행성으로 감소한다. 테스토스테론이 단백질과 결합하면 조직에서의 이용도가 저하된다. 이와 같은 호르몬성 변화의 결과로 40대의 이른 나이의 남성들에게서 발기불능(impotency) 또는 성욕의 문제점이 야기될 수 있다. 그리고 여성의 난소와 부신샘(adrenal glands)은 남성의 10~20분의 1에 해당하는 소량의 테스토스테론을 혈중에 공급한다. 만일 갱년기동안 난소의 기능이 중단되면 그 양은 반으로 감소한다. 여성의 테스토스테론의 약 50%가 난소에서 생산되고, 나머지 절반은 부신에서 만들어지기 때문이다.

남성의 경우 테스토스테론의 혈중농도는 40세 이후 매년 1%씩 감소되어 70세 남성은 40세일 때보다 혈중 테스토스테론이 30% 저하된다. 테스토스테론은 일명 '지옥에서 온 호르몬'이라고도 불린다. 테스토스테론은 공격성을 증대시켜 전쟁, 갱단, 폭력과 강간 등의 유발인자로 작용하기 때문이다. 또 한편 테스토스테론은 '젊음의 샘'이라는 별명이 있는데, 이것은 남성을 강하게 만들고, 복부지방을 줄이며, 심장을 보호하고, 남녀 모두 성욕을 증가시키는 데 일조하기 때문이다.

자궁에 착상한 첫 주의 태아는 남성도, 여성도 아니다. 그러나 6주경 고환의 특수세포가 남성호르몬인 테스토스테론을 생성할 때 성별이 결정된다. 이 호르몬은 소년이 사춘기가 될 때까지 많은 작용을 하지 않다가 사춘기가 되면 그 농도가 400~1,000% 증가한다. 이때 10대 소년은 누군가 핀만 뽑기를 기다리는 '걸어 다니는 수류탄(walking granades)'으로 돌변한다. 테스토스테론의 생성에 갑자기 속력이 붙게 되면 육체와 심리에 미치는 영향은 압도적이다. 어떠한 물질보다도 남성적 특징을 발육시키고 유지하는 데 효과적이다.

여성의 몸에 순환하는 소량의 테스토스테론은 10대 소년의 10% 정도이나, 클리토리스와 유방, 젖꼭지의 민감성을 고조시켜 성욕을 자극하는 것은 에스트로겐이 아닌 테스토스테론이다. 또한 테스토스테론은 여성 성기의 건강과 풍만함, 두툼함을 유지한다. 여성이 갱년기를 통하여 건강한 성생활을 가지려면 필요한 농도의 테스토스테론이 충족되어야 한다는 사실이 입증되고 있다. 따라서 테스토스테론이 없는 여성의 성 활동은 기초가 없는 집과 같다는 것을 기억해야 한다. 남성의 경우 테스토스테론의 농도 변화는 성기능의 변화와 일치한다. 남성은 나이와 더불어 테스토스테론의 농도가 저하되면 오르가즘, 아침 발기 그리고 성적 사고의 빈도가 저하된다. 따라서 테스토스테론은 남성과 여성 모두에게 성욕을 증대시키는 성욕 호르몬(desire hormone)으로 볼 수 있다.

총 테스토스테론과 유리형 테스토스테론의 상관관계

유리형 테스토스테론(free testosterone)은 체내 호르몬의 중요한 부분이다. 총 테스토스테론(total testosterone)은 호르몬의 활성을 정확하게 나타내지 못한다. 젊은 남성에서 발견되는 800~1,200mg/dl의 테스토스테론의 대부분은 혈중에서 타 물질과 결합하여 쉽게 이용될 수가 없다. 이때 결합하지 않은 나머지 부분인 유리형 테스토스테론은 전형적으로 전체의 2~3%를 차지한다. 이와 같은 2~3%가 '호르몬의 금

(hormonal gold)'과 같은 물질로, 인체 세포에 침투가 가능하여 근육 강화, 성샘 효력유지, 정신활력, 기타 테스토스테론이 역할을 하는 모든 세포와 조직을 활성화시킨다. 혈중에는 테스토스테론과 결합하고, 유리형 테스토스테론의 양을 제한하는 수많은 물질이 존재한다. 그 중 눈여겨 볼 물질은 '성 호르몬 결합 글로불린(sex hormone binding globulin : SHBG)'이라는 단백질이다.

SHBG는 나이와 더불어 증가한다. 그리고 에스트로겐은 인체 내 SHBG의 생성을 증가시킨다. 고농도의 테스토스테론은 SHBG의 생성을 저하시킨다. 고농도의 테스토스테론과 저농도의 에스트로겐을 가진 남성은 SHBG의 양이 더 적기 때문에 총 테스토스테론에서 강력한 유리형을 더 많이 유지할 수 있다. 이와 반대로 테스토스테론의 농도가 감소하는 남성은 SHBF와 더 높은 비율로 결합하게 된다. 에스트로겐 농도가 높은 남성은 더 많은 SHBG를 생성한다.

어떤 경우에는 이용 가능한 비결합 테스토스테론의 퍼센트가 표준치인 2~3%보다 훨씬 더 낮을 수 있다. 전형적인 중년 남성이 이상적인 호르몬 균형을 유지하길 원한다면 표준체중을 유지하는 것이 중요하다. 그렇게 하려면 테스토스테론의 농노를 올려야 한다. 그럼에도 불구하고 중년 남성의 실제 테스토스테론의 농도는 감소한다. 따라서 중년 남성은 체중증가의 소인을 가지고 있는 것이다. 이때 체중이 증가되면 에스트로겐의 농도가 증가하고, 에스트로겐은 SHBG의 생성을 촉진하여 더 많은 테스토스테론과 결합함으로써 테스토스테론의 유효성을 무력하게 만들기 때문에 성욕이 저하된다.

테스토스테론과 성욕(libido)

성적 자극 및 발기는 신경성 테스토스테론 수용체 부위가 신경, 혈관, 근육에 있는 테스토스테론 수용체 부위에 단계적 화학반응을 발화시키는 자극을 받을 때 뇌에서 시작된다. 유리형 테스토스테론은 성욕을 촉진한 연후에 성행동, 감각 그리고 최종적인 성취감을 조장한다.

만일 유리형 테스토스테론의 농도가 적절하게 유지되지 않으면, 성기의 위축은 물론 남성 성생활의 질은 현저하게 저하된다. 실제 유리형 테스토스테론이 회복되면 성기관의 구조와 기능에 긍정적인 변화를 기대할 수 있다. 그러나 성기능 부전은 호르몬 불균형과 연관이 없는 인자에 의해서도 야기될 수 있다는 것을 알아야 한다. 이와 같은 인자의 예로 페니스 동맥의 동맥경화성 차단이 있다. 이는 스트레스를 포함하는 성기능 부전의 수많은 육체적, 심리적 원인 또한 성기능 부전인자로 작용한다. 성기-골반부위(genital-pelvic region)는 유리형 테스토스테론 야기의 성적 자극을 촉진하는 초민감성 테스토스테론 수용체로 가득 차 있다. 그리고 테스토스테론 주사, 크림 및 패치를 사용한 임상결과 노인에서 장시간 지속성의 성욕증대 효과를 나타내지 못하는 경우가 종종 있다. 그 이유는 테스토스테론이 에스트로겐으로 전환되기 때문이다.

인체 전신의 세포에 있는 테스토스테론 수용체 부위가 에스트로겐을 받아들인다. 세포막에서 테스토스테론 수용체 부위를 이미 점유하고 있는 에스트로겐 분자는 건강한 호르몬성 시그널을 유발할 수 있는 테스토스테론의 능력을 차단한다. 만일 과잉의 에스트로겐이 동일한 세포의 수용체 부위를 경쟁적으로 작용하면, 유리형 테스토스테론이 아무리 많더라도 이용될 수가 없다.

에스트로겐은 활성 유리형 테스토스테론을 불활성의 결합형 테스토스테론(bound testosterone)으로 결합시키는 성 호르몬 결합 글로불린(SHBG)의 생성을 증가시킨다. 세포막의 테스토스테론 수용체는 결합형 테스토스테론을 받아들일 수가 없다. 테스토스테론은 장시간 지속성의 성욕증대 효과를 나타내기 위해 혈류에서 SHBG와 결합하지 않은 유리형으로 유지되어야 한다. 과잉의 에스트로겐은 성기 및 뇌의 성 중추의 테스토스테론 수용체 부위에서 테스토스테론과 경쟁적으로 작용하기 때문에 반드시 억제되어야 한다.

노년 남성과 에스트로겐 과부하(overload)

노년의 남성에서 가장 중요한 호르몬 불균형은 에스트로겐 농도가 동일하거나 가파르게 증가할 동안 유리형 테스토스테론 농도는 감소한다는 점이다. 남성은 늙어감에 따라 저농도의 테스토스테론과 과잉의 에스트로겐의 위험한 균형변화로 다양한 잠행성 생화학적 변화를 맞이한다. 테스토스테론-에스트로겐의 불균형은 노화와 연관이 많은 쇠약질환을 직접적으로 야기한다.

어떤 보고에 의하면 평균 54세의 나이든 남성의 에스트로겐 농도는 평균 59세의 여성보다 더 높게 나타났다. 에스트로겐은 남성에게 필수적인 호르몬이나, 너무 많은 양의 에스트로겐은 건강상 문제점을 많이 일으킨다.

충분한 테스토스테론 없이 에스트로겐이 과잉될 때 가장 위험한 급성 효과는 심장마비와 뇌졸중이다. 고농도의 에스트로겐은 양성 전립선 비대증을 야기할 수도 있다. 이용 가능한 유리형 테스토스테론이 충분하지 않으면 전신에 퍼져있는 테스토스테론의 세포 수용체 부위에 에스트로겐이 부착되어 노인들에게 많은 어려움을 야기한다. 젊은 사람의 경우 소량의 에스트로겐은 하나의 조절제로서 테스토스테론의 강력한 자극 효과를 끄는 역할을 한다. 에스트로겐 농도는 나이와 더불어 증가하고, 그에 따라 테스토스테론의 세포자극 스위치는 꺼지고 성흥분 및 감각이 감소되어 노년 남성에서 너무나 큰 성욕소실이 생긴다. 또한 에스트로겐의 고 혈중농도는 뇌를 속여서 우리 몸이 충분히 테스토스테론을 생성하고 있다고 생각하게 만들어 자연적인 테스토스테론 생성을 한층 지연시킨다. 이와 같은 현상은 뇌의 시상하부(hypothalamus) 영역에서 에스트로겐이 테스토스테론 수용체를 포화시켰을 때 일어난다. 그러면 후에 포화된 시상하부는 더 많은 테스토스테론을 만들라는 메시지를 보내지 않게 되고, 고환의 테스토스테론 생성기능을 폐쇄하기도 한다.

호르몬 불균형과 비만

수많은 과학문헌의 소견에 의하면 비만 남성은 낮은 테스토스테론 및 아주 높은 에스트로겐 농도를 가지고 있음이 밝혀졌다. 복부와 내장비만은 심혈관 질환과 타입2 당뇨병에 대한 위험인자로 잘 알려져 있다. 실제 테스토스테론 농도를 증가시키면 복부지방이 감소하고 포도당 이용능 장해가 역전되며 혈중 지단백(lipoprotein) 이상이 감소한다. 내장 지방의 축적, 내부 장기를 싼 지방 제거에도 테스토스테론이 조절기능을 한다는 분석결과도 발표되고 있다.

역학조사에 의하면 비교적 저농도의 테스토스테론은 내장 비만의 발현에 대한 위험인자라고 한다. 한 연구에서는 에스트로겐의 두 가지 종류인 에스트론(estrone)과 에스트라디올(estradiol)의 혈중농도가 병적인 비만 남성군에서 두 배로 상승한 것이 확인된 바 있다. 남성호르몬은 지방세포가 아로마타제 효소(aromatase enzyme)를 합성할 때 에스트로겐으로 전환된다. 특히 복부에 있는 지방조직은 테스토스테론 및 이것의 전구호르몬을 문자 그대로 강력한 에스트로겐으로 '방향화(aromatize)' 시킨다. 즉, 테스토스테론은 주로 지방세포에서 활성화된 아로마타제(aromatase) 효소에 의해 에스트로겐으로 전환된다. 따라서 아로마타제 효소는 남성호르몬의 여성호르몬 전환제로 불린다.

고지방식은 유리형 테스토스테론의 농도를 감소시킨다. 실제 지방함유식은 4시간 동안 유리형 테스토스테론의 농도를 감소시키는 반면, 고단백 또는 고탄수화물식은 혈중 호르몬에 영향을 미치지 않는다. 결국 비만 남성에서 테스토스테론 부족증은 식이성 지방은 물론 지방세포에서의 아로마타제 효소 과잉생산에 의해 야기되는 것이다. 그 결과 호르몬의 불균형(너무나 많은 에스트로겐 및 충분치 않은 유리형 테스토스테론)이 너무나 많은 비만 남성들이 왜 발기불능인가를 일부 설명하고 있다.

 잠만 자는 남자, 메마른 여자의 성영양 플랜

중년 남성의 에스트로겐 증대의 7가지 이유

나이 연관 아로마타제 활성증대 : 남성은 나이가 들어감에 따라 인체에서 테스토스테론을 에스트로겐으로 전환시키는 아로마타제 효소를 대량으로 생산한다. 따라서 고농도의 에스트로겐이 생성된다. 실제 아로마타제 효소를 억제하면 에스트로겐 농도는 현저히 저하되어 유리형 테스토스테론이 젊었을 때 수준으로 증대되기도 한다.

간기능 장해 : 건강한 간은 여분의 에스트로겐 및 성호르몬결합글로불린(SHBG)을 제거한다. 특히 화학물질, 호르몬, 약물 그리고 대사성 노폐물을 체외로 제거하는 일차 가공 시스템인 P450이 과잉 에스트로겐을 체외로 배설하는 중요한 역할을 한다. 따라서 P450 시스템은 대사성 남성 갱년기에 가장 중요한 인자이다. 과잉의 알코올 섭취 또한 남성, 여성 모두에게서 에스트로겐을 증가시킨다.

비만 : 지방세포는 아로마타제를 생성하고 특히 복부지방의 축적에 기여한다. 테스토스테론의 농도가 저하되면 복부지방이 형성되고 더 많은 아로마타제 효소가 생성되어 그 결과 더 낮은 농도의 테스토스테론과 더 높은 농도의 에스트로겐을 나타낸다. 따라서 비만은 모든 연령에서 낮은 테스토스테론 농도와 명확한 연관성을 가지고 있다.

아연 결핍증 : 아연은 천연의 아로마타제 효소 억제제(natural aromatase enzyme inhibitor)이다. 아연은 테스토스테론의 에스트로겐 전환제인 아로마타제 효소의 농도를 억제하기 때문에 아연이 결핍되면 남성, 여성 호르몬의 비율에 반대로 영향을 미친다. 특히 노인들의 아

연농도가 저하되는 경우가 많다. 또한 아연은 정상적인 뇌하수체 기능에 필요하다. 아연이 없으면 테스토스테론의 생성을 자극하는 고환에 적절한 호르몬성 시그널을 보낼 수 없다.

알코올 섭취 : 알코올을 대량 섭취하면 에스트로겐이 극적으로 상승한다. 여성의 경우 한 잔을 마신 후에는 순환에스트로겐의 농도가 3배로 증가한다. 남성의 경우는 덜 극적이나 현저히 증가한다. 알코올이 에스트로겐을 증가시키는 이유는 P450시스템을 억제하고 아연농도를 감소시키기 때문이다. 따라서 호르몬학적으로 따지자면 진정한 남성은 술을 마시지 않아야 한다.

약물 : 다양한 처방약물이 좋지 않은 결과를 초래한다. 가장 빈번한 문제성 약물은 이뇨제이다. 이뇨제는 단기간 사용 시 고혈압에 유용하나, 장기간 사용 시 수명을 저하시킨다. 왜냐하면 이뇨제는 상당한 양의 아연을 체외로 제거하기 때문에 체내 아로마타제를 증가시켜 에스트로겐 농도를 올리기 때문이다.

앞에 나열된 것 이외에도 에스트로겐 증대 식품과 환경성 물질의 섭취가 에스트로겐 증대와 관련이 있다. 어떤 통계에 의하면 테스토스테론 대 에스트로겐의 비율은 근육질의 젊은 남성의 경우 50:1, 중년 남성은 20:1 그리고 남성 갱년기에는 8:1로 에스트로겐 농도가 증가한다.

남자, 섹스 그리고 호르몬

내분비계는 호르몬을 생산하는 세포와 조직으로 구성되어 있으며 노화과정에 중요한 역할을 한다. 호르몬은 샘에서 생성되는 물질로서 혈류로 분비되어 인체 전신을 순환하고 인체의 다른 샘과 조직에서 그 효과를 나타낸다. 이들은 갑상선 호르몬, 테스토스테론, 에스트로겐, 성장호르몬 등이 있으며, 모두 나이와 더불어 감소한다.

호르몬은 그들의 표적세포의 수용체 부위에 부착되어 작용한다. 수용체(receptors)는 특수호르몬을 인식하고 결합하는 특수단백질로, 호르몬과 수용체가 세포에서 상호작용할 때 일련의 사건이 시작된다. 특이한 호르몬 분자는 특이한 열쇠와 같고, 수용체는 이 열쇠의 자물쇠와 같은 역할을 한다. 나이가 들면 이와 같은 수용체의 수와 효율이 저하된다.

호르몬 생성 감소로 간주한 인체 변화가 실제로는 호르몬에 반응하는 표적세포의 능력 감소에 기인할 수 있다. 특히 남성의 경우 테스토스테론의 농도는 하루 중 매 15~20분마다 요동치기 때문에 남성이 온종일 성적 사고 및 성적 자극과 같은 성행동을 반복하는 것과 연관성이 있는 것으로 추측된다. 과체중의 남성은 남성호르몬(angrogen)의 농도가 근육질의 남성보다 30~40% 더 낮게 나타나고, 고농도의 에스트로겐을 분비하기 때문에 성행동이 저하된다. 남성호르몬은 부신샘(adrenal glands)에서도 만들어진다. 부신샘은 남성에서보다 여성에서 더욱 중요하다. 남성호르몬 생산량의 50%까지 부신샘에서 나오기 때문이다.

살아있는 모든 세포는 호르몬 수용체를 가지고 있다. 그리고 호르몬은 이들을 조절한다.

테스토스테론 + 실데나필 = 인류를 위한 거대한 도약

테스토스테론과 실데나필을 동시에 사용하는 방법은 남성 갱년기를 겪는 남성들에게 아주 도움이 될 수 있는 명처방이다. 왜냐하면 실데나필은 남성 갱년기 증상의 하나인 발기부전(erectile dysfunction)을 치료할 수 있으나, 성욕 저하, 정신적, 육체적 에너지 감소, 흥분 및 야간발한과 같은 다른 증상은 실데나필 단독으로는 치료가 되지 않기 때문이다. 그러나 테스토스테론을 추가함으로써 이와 같은 증상을 해결하는 데 도움을 준다. 실데나필은 테스토스테론과는 전혀 무관하며 혈관에 직접 작용하여 발기를 야기할 뿐이다.

경구용 발기부전 치료제로는 비아그라(Sildenafil), 시알리스(Tadalafil) 그리고 레비트라(Verdenafil) 등이 시판되고 있다. 현재 비아그라의 원재료 실데나필은 특허 만료로 수많은 회사에서 복제약으로 판매하고 있다.

테스토스테론을 섭취하는 남성은 성욕과 성기능이 증가된다는 보고가 있다. 많은 남성에서 아주 저용량의 테스토스테론을 투여하더라도 기분이 개선되고 과민성이 저하된다는 사실이 알려지고 있는 것이다. 테스토스테론 대체요법(TRT)으로 사용되는 의약품으로는 1~4주마다 투여하거나 1주일에 한 번 투여하는 테스토스테론 주사제제가 있고, 경피 테스토스테론 요법(TTT)인 테스토스테론 패치가 있는데, 이것은 음낭과 허벅지, 복부에 붙이는 제제이다. 테스토스테론 겔 제제를 하루 한 번 바르기도 한다. 이 형태의 장점은 사용이 간편하고 혈중 테스토스테론의 농도가 하루 종일 대단히 일정하게 유지된다는 것이다.

테스토스테론 정제는 중증의 간 문제를 야기할 수 있기 때문에 널리 사용되지 않는다. 합성 남성호르몬인 옥산드로론(oxandrolone)의 정제형은 극히 고가로 많이 사용되지 않고 있다. 건강상태에 따른 부작용이 심할 수 있으므로 이와 같은 테스토스테론 대체요법 또는 경구용 발기부전 치료제의 사용을 고려하는 사람들은 반드시 이 분야의 전문의와 상의해야 한다.

남성호르몬 대체요법(TRT)의 대체제

1. 안드로스테니다이온(Androstenedione)

이 호르몬은 테스토스테론과 거의 동일하며, 미국에서는 처방 없이 식이성 보충제로 시판되고 있다. 최근 식이성 보충제는 나이가 들어도 강하고 섹시하길 원하는 사람들에게 뜨거운 관심을 받고 있다. 안드로스테니다이온은 DHEA(인체에서 가장 풍부한 스테로이드)의 대사산물인 동시에 테스토스테론의 천연 전구물질이다. 즉, DHEA → 안드로스테니다이온 → 테스토스테론의 과정을 밟는다.

안드로스테니다이온 보충제는 체내에서 테스토스테론으로 전환되어 중년의 활력과 성적 능력(sexuality)을 증대시키고 근육량을 증강하며 지방량을 감소시킨다. 실제 임상에서 안드로스테니다이온 50mg을 경구 투여한 결과, 남성의 혈중 테스토스테론 농도가 정상의 140~183%로 상승하였다.

또 다른 임상에서 경구투여 후 약 15분 후에 혈중 테스토스테론의 농도가 상승되었으며, 약 3시간동안 지속되었다. 통상 혈중 테스토스테론 농도는 섭취 후 약 1~1시간 30분간 최대로 유지되었다. 그리고 상승된 테스토스테론의 농도는 신속히 정상적인 기준농도로 원위치 되기 때문에 남성의 테스토스테론 생성에 영향을 미치지 않는다. 또한 안드로스테니다이온은 골밀도에도 긍정적인 영향을 미쳐 골다공증을 역전시킬 뿐만 아니라 여성에게 성욕증대제(libido-enhancer)로 작용한다.

2. DHEA(디하이드로에피안드로스테론 ; Dehydroepiandrosterone)

DHEA는 부신샘에서 분비되는 남성호르몬이다. DHEA는 안드로스테니다이온으로 전환된 후 다시 더욱 강력한 테스토스테론으로 전환된다. 불행히도 DHEA는 에스트로겐과 같은 다른 호르몬으로도 전환될 수 있다. DHEA는 다른 남성호르몬과 달리 부신샘에서 천연적으로 만들어진다. 또한 폐경 후 에스트로겐 전구물질의 100%가 부신에서 분비되는 DHEA에 의존하게 된다. DHEA는 사람들이 20대일 때 최대농도에 도달하기 때문에 '젊음의 호르몬(youth hormone)'으로 불린다. 이후 나이가 증가하면서 극적으로 감소한다.

DHEA는 여성의 경우 성욕을 개선하고 노화수반의 성호르몬 저하와 연관된 문제점을 개선한다.

3. L-알기닌 + 은행잎 추출물 = 실데나필의 천연 대체제

전문인들은 산화질소(nitric oxide)가 성적 웰빙 개선에 중요하게 기여한다는 것을 잘 알고 있다. 산화질소(NO)는 발기의 일차 매개체로, L-알기닌이 섹스와 연관이 있는 것은 산화질소에 기인한다.

식이성 알기닌은 산화질소가 가진 질소분자의 일차적 공급원이다. 즉, 식이에 알기닌이 없으면 산화질소가 없고, 산화질소가 없으면 발기가 되지 않는다. 따라서 남성과 여성의 성적 건강에 중요한 알기닌의 강력한 농도를 유지하기 위해서는 유제품, 견과류, 가금류와 같은 알기닌 고함유식품을 섭취하거나 식이성 보충제를 복용하면 된다.

결국 알기닌은 산화질소의 전구물이고, 산화질소는 동맥벽 근육의 이완제로 작용한다. 은행잎 추출물은 활성산소를 제거하는 항산화 작용 이외에 뇌와 성기의 혈액순환을 돕는다. 이와 같이 성기에 혈류를 촉진하는 능력 때문에 은행잎 추출물은 종종 발기부전 치료에 도움을 준다.

실제 임상에서 기존 약물요법에 효과를 나타내지 못한 남성그룹에 은행잎 추출물을 6개월간 투여한 결과 환자의 50%에서 정력(potency)이 회복되었다. 은행잎 추출물을 매일 40mg씩 투여한 결과 최대효과의 정력을 얻는 데는 6개월이 걸렸으나, 혈액공급의 첫 증후는 2개월 만에 나타났다. 따라서 은행잎 추출물은 단기요법보다는 장기간 요법에서 더욱 명백한 효과를 나타낸다.

L-알기닌과 은행잎 추출물을 병용 투여하면 발기부전(ED)으로 고통받는 수백만 명을 치료하는 데 대단히 유용할 수 있다는 이론이 있다. 이 조합은 여성의 성적 쾌감을 개선하는 데에도 유용한 것으로 알려져 있다. 이들 제제는 유효성과 안전성을 동시에 만족시키는 이점이 있다.

실데나필은 PDE5를 억제한다

L-알기닌 → 산화질소(NO) 생성 → 사이클릭 GMP 증대(동맥벽 근육이완제) → (PDE5에 의해 파괴) → 5-GMP(동맥벽 확장작용 무)

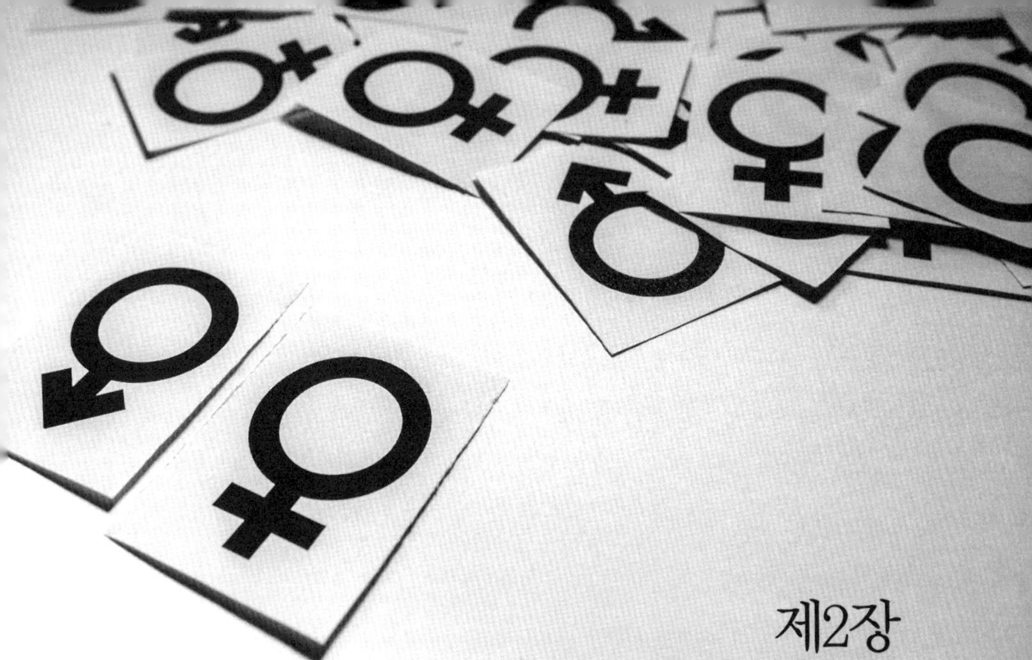

발기의 과학

제2장
발기의 과학

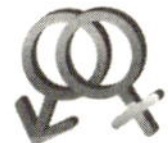

남성 성기의 이해

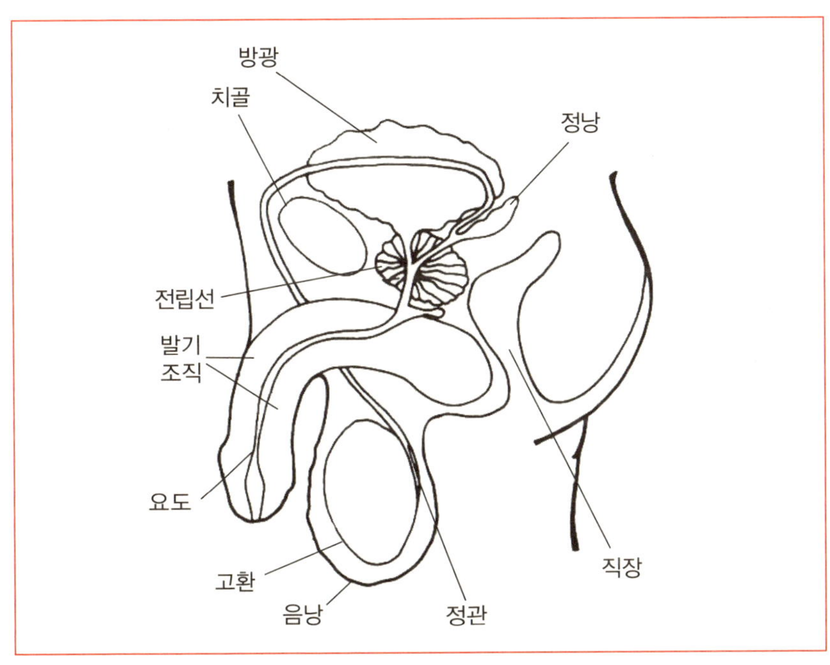

(자료 : Zilbergeld, B. The New Sexuality. Bantam Books, 1999)

남성 생식기계는 내부생식기관인 고환(testes), 부고환(epididymis), 정관(vas deference), 정낭(seminal vesicles), 전립선(prostate gland) 그리고 요도(urethra)와 외부생식기관인 음경(penis) 및 음낭(scrotum)으로 구성되어 있다.

고환은 정자(sperm)와 테스토스테론의 호르몬을 생산한다. 고환은 음낭 내부에 있다. 음낭은 고환의 온도를 내부 장기의 체온보다 2℃ 낮게 유지하여 정자의 생성을 돕는다.

음낭의 근육 층은 온도에 민감하게 수축, 이완하여 너무 추울 때는 인체에 가깝게 올라붙고 너무 더울 때는 밑으로 축 처지게 된다. 생식 통로는 고환에서 생성된 정자를 체외로 이동시키는 데 있다. 첫 번째 통로는 부고환으로, 총 길이가 6m인 꼬불꼬불한 관이다. 정자는 부고환을 통과하며 성숙하게 된다. 또한 정자는 부고환에 18~24시간동안 머문 후 더욱 활동성으로 변한다. 정자는 부고환에서 정관을 통하여 이동한다. 정관은 전립선으로 들어가기 전에 드러나서 팽대부(ampulla)라고 하는 부위를 형성한다. 팽대부의 최종 부위에 정낭이 합쳐져서 관을 형성한다. 남성의 부속샘으로는 정낭, 전립선, 요도망울샘(bulbourethral glands)이 있다.

정낭의 일차 기능은 정자에 영양소를 제공하는 액 분비와 정자의 운동성을 증가시키는 것이다. 총 정액용량의 약 60%가 정낭 분비물이다. 총 용량의 30%가 나머지 정액의 잔여분으로서 이것은 전립선액과 정관에서 나온 분비액이다. 정자는 극히 소량으로 사정액 총량의 단지 3%에 지나지 않는다. 정관절제술로 정관이 외과적으로 폐쇄될 때에는 정액혼합물에서 정자만이 빠지게 된다. 정관절제를 받은 남성은 사정력, 사정량, 또는 쾌감의 감소 없이 이전만큼 정액을 계속 사정할 수 있다.

전립선은 묽은 우유 같은 알칼리성 액을 분비하여 요도를 윤활하고 감염을 예방한다. 전립선 분비액의 알칼리성은 난자의 성공적인 수정에 극히 중요하다. 질분비액과 정관의 액이 비교적 산성이기 때문이다. 정자는 주위의 pH가 6~6.5로 상승해야만 최적상태로 이동할 수 있다. 따라서 전립선액은 산을 중화하여 정액의 pH를 7.5까지 올리기 때문에 정자의 운동성을 촉진하는 데 중요한 역할을 한다.

음경(penis)은 주로 발기조직, 요도 및 혈관 등으로 구성되어 있다. 음경은 스펀지 조직인 3개의 가늘고 긴 원기둥을 가지고 있다. 이중 2개는 음경해면체(corpus cavernosum)이고, 나머지 한 개는 요도해면체(corpus sponginosa)이다. 건강한 남성에서 스펀지 조직은 성적 흥분 시 혈액으로 충혈되어 음경을 팽창하고 단단하게 한다. 이것은 타이어를 공기로 가득 채우는 것과 아주 유사하다. 발기는 음경동맥 확장의 결과로, 발기조직에 혈액이 가득 차는 것을 말한다. 간단히 말하자면 발기는 음경으로 유입되는 혈액량이 아주 적은 정맥을 통하여 방출되는 양보다 많아야 성립한다.

성적 자극에 대한 민감성 측면에서 음경귀두(glans penis)가 가장 예민한 반응을 나타낸다. 고농도의 신경종말부가 분포되어 있기 때문이다. 많은 남성들은 섹스 중 파트너가 음낭을 만지고 문지르거나 빨고 꽉 쥐는 자극을 좋아한다. 민감성이 큰 또 다른 부위로는 음낭과 직장 사이의 회음(perineum)이 있다.

음경의 혈액을 채우는 세 개의 방과 지지근육

음경은 매우 복잡하고 완벽한 성적 도구다. 만일 음경이 삽입하기 충분히 크고 단단하게 되려면 다음과 같은 세 가지 시스템이 제 역할을 다 해야 한다.

신경계는 시그널을 주고받아야 하고, 혈관계는 음경을 채우기 위해 충분한 혈액을 공급해야 하며, 인체 하부 근육계는 발기를 야기하고 유지하도록 압력을 발휘해야 한다. 이처럼 모든 시스템이 함께 작용하지 않으면 정상적인 발기는 일어나지 않는다.

발기는 신경계 자극의 결과로 시작된다. 이것은 많은 방법으로 야기할 수 있으나, 모든 의사소통은 뇌를 통해 여과된다. 즉, 성적 느낌, 연인과의 구두/시각적 의사소통, 애무, 키스, 혼자만의 에로틱한 판타지, 성적 상상, 기억, 기타 욕망의 자극은 차례로 뇌의 다양한 부위를 자극한다. 이와 같은 모든 부위의 메시지는 시상하부에 모아져서 여러 단계의 신경전달물질의 시그널로서 하부에 보내어진다.

남성의 성기관은 세 개의 가늘고 긴 원기둥의 탱크로 되어 있는, 기본적으로 팽창 가능한 아주 진귀한 장치이다. 중추신경계 및 말초신경계의 자극이 유발되면 동맥의 근육 벽은 확장되어 더 많은 혈액이 성기 부위로 유입된다.

혈액이 도착함에 따라 음경의 평활근이 이완되고 음경의 방은 최대용량까지 커진다. 음경에는 스펀지와도 같은 빈 공간이 세 개 있다. 이중 가장 중요한 것은 두 개의 음경해면체(corpora cavernos)로서 요도 양쪽에 길게 위아래로 내려가는 쌍둥이 실린더이다. 세 번째 방은 요도해면체(corpora spongiosa)로, 음경의 귀두를 형성하는 최상부에서 팽창하여 기관의 길이로 내려가는 스펀지 혈관의 연속적인 군이다. 일단 혈관이 확장되면, 혈액이 중심과 배측의 동맥을 통해 흘러들어간다. 그곳에 상호 연결된 혈관의 총(plexus) 또는 망(mesh)을 형성하는 작은 소동맥이 신속히 확장해 혈액으로 부푼 저수지 같은 동양구조(sinusoids)를 형성한다.

지구본과 같은 각각의 방을 둘러싼 음경해면체의 외층을 형성하는 신축성 조직을 통해 비교적 단단해지면 이와 같은 동맥혈 저수지(poolings)를 함유함으로써 쉽게 팽창되어 발기한 음경은 축 늘어진 음경보다 8배나 더 많은 혈액을 함유한다. 혈액으로 울혈된 음경은 단단해지고 정상적으로 혈액을 내보내는 정맥은 음경해면체의 스펀지와 같은 조직과 이 조직의 외벽을 형성하는 섬유성초(fibrous sheath) 사이에 압착되어 그 결과 소량의 혈액만 빠져나가게 된다. 모든 일이 진행되는 동안 골반을 들어 올리는 근육인 항문올림근(levator ani)에 의해 성기 전체가 견고하게 결합되어 있다.

항문올림근은 대부분의 다른 골격근의 군보다 테스토스테론에 더욱 의존적이다. 이 부위는 테스토스테론 수용체로 가득 차 있기 때문에 남성호르몬이 부족하게 되면 근육긴장도가 신속히 감소하여 수축력이 저하된다. 그 결과 근섬유가 위축되고 얇아진다. 이와 같은 근육의 얼마는 특이하게 음경을 고정하고 혈액을 채우는 세 개의 방을 지지하는 업무를 담당한다. 운동을 하지 않거나 평생 동안 호르몬의 지원이 없으면 이 근육들은 약화된다. 이것은 발기부전의 원인이 될 수 있다. 테스토스테론이 없을 때에는 근육뿐만 아니라 신경과 혈관계가 약화된다. 발기부전

보다 더 큰 건강문제를 초래하게 되는 것이다.

결국 음경 기저에 있는 근육은 압착을 유지하기 위하여 세 개의 방을 모두 고정시키고 압력을 제공한다. 좌골해면체(ischio cavernosa)는 방을 지원하는 근육이고, 음경망울근(bulbo cavernosa)은 소형방을 지지하는 근육이며, 항문올림근은 골반근육을 들어 올리는 근육이다.

〈음경의 3개 방과 지지근육〉

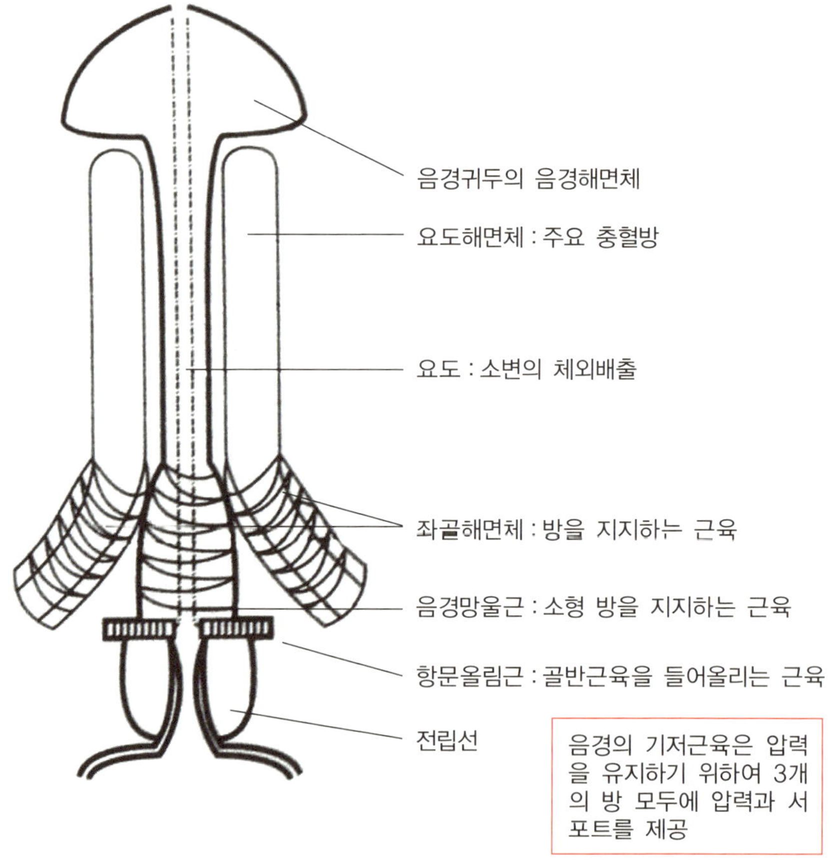

(자료 : Shippen, E. Testosterone syndrome. Evans and Company. 1997)

발기의 기본적인 생리학

발기에는 믿을 수 없을 만큼 복잡한 과정이 일어난다. 발기가 잘 되려면 여러 가지 육체적 시스템이 본 기능을 발휘해야 한다.

- 혈관계(vascular system) 인자

음경 혈관계의 문제점은 발기부전(ED)의 가장 빈번한 생리적 원인이다. 실제 정신적, 육체적 자극에 대해 느긋하고 관대해지면 성기, 특히 음경에 혈류가 증가한다. 이런 자연적인 혈류 증가는 수많은 인자에 의해 억제될 수 있다. 수많은 육체적, 심리적, 관계적, 상황적 인자 중 건강상 문제와 연결된 인자를 살펴보면 혈관성 질환, 고혈압, 약물부작용, 고혈당증(당뇨병의 조절불량) 그리고 혈관손상 등이 포함된다. 심리적 인자로는 걱정, 성수행에 관한 불안, 주의산만, 에로틱하지 않은 생각, 수동적 방관, 우울 등이 있다.

- 관계적 인자

발기기능을 파괴하는 관계적 인자로는 정서적 불화, 의사소통 불량, 미해결 갈등, 매력이나 성욕의 결여, 경쟁, 협박, 노여움, 좌절감, 부끄러움, 억압 등이 포함된다. 발기부전을 야기하는 성적, 상황적 인자로는 성기 자극을 즐길 수 있는 프라이버시 결여, 흥분이 되지 않을 때 성교를 시도하는 것, 주관적으로 흥분을 느끼지 않을 때 그리고 파트너와의 불안 또는 성적 통증에 대한 걱정 등이 포함된다.

발기의 수력학(hydraulics of erection)

발기는 뇌로부터의 신경자극(심인성 발기)과 성기자극으로 오는 신경자극(반사발생의 발기)이 결합하면 혈액의 흐름은 음경에서 방출되는 것보다 더욱 빠른 속도로 유입된다. 이와 같이 음경은 복잡한 수력학적 시스템으로 작동한다.

세 개의 스펀지형 실린더의 동체가 음경을 따라 내려가고, 음경동맥의 소동맥으로부터 혈액을 공급받는다. 이 세 개의 스펀지 조직 튜브는 혈액으로 팽창하여 발기를 야기한다. 이 중 두 개의 튜브는 음경해면체로 음경기둥을 따라 나란히 놓여있고, 세 번째 튜브인 요도해면체는 아래쪽에 놓여있다. 이 세 개의 실린더가 합쳐져서 음경의 기둥(shaft)을 형성한다. 발기는 음경동맥을 둘러싼 미세근육이 이완될 때 동맥의 확장으로 인해 야기된다.

혈액이 이 실린더의 스펀지 조직으로 세차게 흘러 들어가면 음경의 수압이 상승한다. 동시에 음경 기저 근처에 있는 근육을 수축시켜 혈액이 음경을 떠나지 않도록 막아준다.

발기가 신성되기 위해서는 동맥을 싸고 있는 미세근육이 이완을 중단하고 수축하면 세 개의 실린더에 있는 혈액은 주변정맥으로 빠져나간다. 대부분의 남성들은 발기가 생리적 이완(physiological relaxation)에 의해 일어날 수 있다는 것을 알고 놀라게 된다. 이와 같은 지식을 습득함으로써 양호한 발기를 하기 위해서는 인체를 이완시키는 것이 왜 중요한가를 이해하는 데 도움을 준다.

발기의 화학(chemistry of erection)

이와 같은 모든 활동을 관리하는 화학은 복잡하다. 발기는 산화질소(nitric oxide)가 페니스의 동맥을 싸고 있는 평활근에 작용하여, 다음에는 평활근을 이완시키는 효소를 활성화시키고 혈액이 스펀지 조직을 채울 때 야기된다.

PDE-5(phosphodiestease type 5)라는 효소는 이와 같은 근육이완을 차단시킨다. 비아그라와 같은 약물이 작용하는 방법은 PDE-5 효소를 억제함으로써 근육이완을 차단시키지 않는다. 따라서 혈관의 이완효과를 증대하고 연장해서 발기가 야기된다. 이 약물은 화학적 단계가 발생하는 데 다소 시간이 걸리기 때문에 즉각적으로 작용하지는 않는다. 따라서 흥분을 증대시키기 위해서는 음경의 직접적인 자극을 필요로 한다. 화학적 발기 촉진은 성수행의 압력이 아닌 이완(relaxation)에서 비롯된다.

신경계(neurological system)

신경계의 문제점은 발기부전(ED)의 두 번째 생리적인 원인이다. 신경계는 음경이 파트너의 질에 충분히 삽입될 수 있도록 단단하게 만드는 정신적, 육체적 자극에 반응할 수 있다. 자주 발생하는 신경계 문제로는 다발성 경화증과 같은 질환, 장기간 지속되는 당뇨병, 치료가 불가능하거나 조절이 불량한 질병, 약물 부작용, 알코올과 약물의 남용, 음경의 손상 등이 포함된다. 또한 심리적, 관계적, 성적, 상황적 인자도 신경기능을 억제할 수 있다. 이 과정에 관여하는 신경은 하부 척추가 골반신경을 경유하여 음경에 연결된 후 세 개의 스펀지 실린더를 다루는 해면체 신경으로 갈라진다. 이와 같은 신경의 중요성은 전립선이나 직장 수술 시 신경손상이 발생할 때 수술 후 발기부전(postsurgery ED)이 야기된다는 사실로 명백히 나타나고 있다.

인체의 관점에서 발기는 척추와 뇌를 포함하는 신경성 반사이다. 척추반사는 음경 평활근의 이완을 야기하고 음경동맥을 확장시켜 발기를 일어나게 한다. 또한 뇌의 수많은 고위 중추신경계 부위(시상하부 등)도 발기에 관여한다.

호르몬계(hormonal system)

호르몬계는 테스토스테론, 황체형성호르몬(LH) 그리고 프로락틴(prolactin)과 같은 호르몬을 통하여 싱욕과 발기에 영향을 미친다. 아주 저 농도의 테스토스테론은 성욕과 성기능을 붕괴한다.

고환은 주요한 남성의 성샘으로, 고환에 내재되어 있는 정세(seminiferous tubule)에서 정자가 생산되며, 고환은 남성의 특징(털과 수염 성장 등) 및 성욕에 영향을 미치는 테스토스테론을 생산한다. 고환은 또 효율이 너무나 좋아서 암 등의 치료목적으로 하나를 제거해도 나머지 한쪽으로 성적 기능과 생식기능을 수행할 수 있다.

황체형성호르몬은 뇌하수체에서 분비되는 호르몬으로 고환에서 테스토스테론의 생성을 조절한다. 남성에서 과잉의 프로락틴(모유 생성을 촉진하는 호르몬)은 테스토스테론의 생산에 손상을 야기한다. 이의 빈번한 원인으로는 전신성 호르몬 문제, 피로, 스트레스, 알코올과 약물의 남용, 뇌하수체 종양 등이 있다.

음경 크기의 신화

다른 모든 부위와 마찬가지로 음경도 사람마다 크기와 모양이 상이하다. 즉, 어떤 것은 길고, 어떤 것은 더 짧으며, 어떤 것은 더 굵거나 가늘다. 음경의 크기는 다양하지만 단단한 음경은 부드러운 음경보다 다양성이 적다. 왜냐하면 작고 부드러운 음경은 크고 부드러운 음경보다 발기 시 크기가 더 증가하기 때문이다.

남성들은 거의 예외 없이 큰 음경이 더 좋고 여성들이 큰 것을 선호한다고 생각하고 있다. 그러나 여성들은 남성들이 생각하는 것보다 음경의 크기에 별로 관심을 갖지 않는다. 실제 조사결과 아주 큰 음경이 성교 시 꽉 채워주는 느낌(filled-up feeling)을 주는 것을 좋아한다고 말하는 여성은 소수에 지나지 않고, 대부분의 여성들은 큰 음경을 좋아하지 않는다고 대답했다. 어떤 여성은 판타지 속에서는 항상 크고 굵은 음경을 상상하나, 실생활에서 큰 음경을 수용하기는 어렵다고 대답했다. 또한 어떤 여성들은 평균 크기의 음경으로 훨씬 더 많은 오르가즘을 느꼈으나, 큰 것은 오히려 괴로움을 줄 뿐이라고 말했다. 아주 큰 음경을 가진 대부분의 남성들은 매우 흡족해 하는 편이나, 여성들은 큰 음경을 처음 보았을 때 환희가 아닌 공포감으로 숨이 막히게 된다. 나아가 어떤 여성들은 성교를 거부할 뿐만 아니라 질식의 두려움으로 오럴섹스를 거절하기도 한다. 다시 한 번 대부분의 여성들은 남성만큼 음경의 크기에 흥미를 가지고 있지 않다는 것을 기억해야 한다. 또한 대부분의 남성들은 평균 크기의 음경을 가지고 있기 때문에, 대부분의 여성들은 이것을 선호한다. 평균 크기의 음경(12~15cm 가량)보다 더 적은 경우에도 믿기 어렵겠지만 남성만큼 크게 신경 쓰지 않는다. 그러나 남성의 경우 이럴 때에는 약점을 보완하기 위해 애무, 키스, 포옹 등의 기술을 개발하는 것이 좋다. 그렇다고 섹스로 박사학위를 받아야 한다는 것은 아니다.

대부분의 여성들은 작은 음경도 좋다고 말한다. 왜냐하면 그들이 기대하는 것은 음경의 크기가 아니라 남성이기 때문이다. 결국 자기가 가진 음경은 이 세상에서 단 하나밖에 없는 유일한 것이다. 또한 음경이식(penis transplants)도 없고, 음경을 안전하고 유효하게 키우는 방법도 없다. 음경의 크기와 모양이 좋은 연인(good lovers)을 만들 수는 없다는 것을 알아야 한나.

남성의 성적인 해부생리에 대한 생각은 미신과 잘못된 정보에 의해 지배되어 왔다. 현재까지 과학적으로 입증된 사실에도 불구하고 가장 파괴적인 믿음은 음경 크기에 대한 관심이다. 음경 크기의 차이는 남성의 불안증에 상당한 비중을 차지한다. 그러나 음경의 크기와 발기부전 간에는 연관성이 없다. 평균 크기의 음경은 발기되지 않은 상태에서는 7~10cm 사이이고, 발기 시에는 13~15cm 정도이다. 흥미롭게도 4명 중

3명(75%)이 그들의 음경이 평균보다 더 작다고 믿고 있다. 기억해야 할 것은 남성이든 여성이든 간에 음경의 크기와 성적 욕구 또는 반응 간에는 과학적인 연관성이 없다는 것이다. 쾌감을 주는 섹스는 음경의 크기보다도 편안하고 에로틱하며 유연한 성적 스타일이 훨씬 중요하다.

또 하나의 잘못된 믿음은 큰 음경이 성교 시 여성에게 오르가즘을 느끼게 해준다는 것이다. 이것은 질이 여성의 주요 성기관이라는 잘못된 믿음에서 기인한다. 사실 여성의 가장 민감한 성기관은 클리토리스로, 음문과 음순이 합쳐지는 질 입구 상부에 위치하는 작은 원통형의 기관이다. 클리토리스는 음경의 귀두처럼 훨씬 더 적은 부위에 농축된 많은 신경의 종말부를 포함한다. 이것이 여성의 성적 쾌감을 느끼게 하는 초점(focal point)이다.

대부분의 여성은 손과 혀, 음경을 사용하여 부드럽게 말초의 클리토리스를 자극하는 것을 선호한다. 성교 시 클리토리스는 음경 크기와 무관한 자극인 골반을 누르는 압력에 의한 마찰자극으로 자극을 받는다. 음경과 접촉하는 질은 신경종말부가 더 적게 분포되어 있다. 신경종말부의 대부분은 외부의 3분의 1 부위에 모여 있다.

질은 능동적인 기관이다. 질은 여성이 흥분하면 남성의 음경을 끌어들일 수 있도록 부풀고 팽창하며 어떤 크기의 음경에도 맞춤이 가능하다. 통상 질이 충분히 팽창해서 쾌감을 느끼는 데에는 10~20분이 소요된다. 급하게 성교를 하게 되면 팽창이 충분히 되지 않아 아늑함을 느끼지 못하기 때문에 남성은 자신의 음경이 너무 작다고 오해하게 된다. 이것에 대한 해결책은 질이 팽창하여 여성의 육체가 흥분의 정점단계에 도달할 수 있도록 성교 전 쾌감을 주는 애무와 성기의 자극을 즐겨야 한다. 성기 크기에 입각한 성적 부조화는 극히 드문 예외적인 하나의 신화로 볼 수 있다.

생명주기(lifecycle)를 통한 음경의 변화

인체의 모든 부분과 마찬가지로 음경도 나이에 따라 변화한다. 어린이의 진짜 어린 음경은 기본적으로 활동을 하지 않는 수면상태로 볼 수 있다. 어린이의 경우에도 자극을 받으면 발기가 된다. 그러나 휴식과 배뇨 이외에는 특별히 할 일이 없다.

청소년(adolescent)의 음경은 완전히 이야기가 달라진다. 이것은 미친 듯이 날뛰고 난폭한 성향을 나타낸다. 청소년의 음경은 대개 부적절한 시간에 빈번하게 발기된다. 발기가 되지 않게 안간힘을 쓸 일이 많다. 강철처럼 단단한 음경이라는 말은 청소년의 음경을 두고 하는 말이다. 청소년의 음경은 수분마다 오르가즘으로 폭발하기를 원한다. 일반적으로 청소년은 오르가즘에 도달한 후 10분 만에 다시 단단하게 된다. 오르가즘 시 발기력은 폭빌직이고 압력도 무한하여 많은 양의 정액이 방 안을 날아오른다. 본인이 오르가즘에 도달하기 위해 스스로 자극하지 않아도 저절로 몽정이 발생한다. 최대의 파워를 가진 청소년기에서 생명이 끝날 때까지 음경의 힘은 점차적으로 감소한다. 두 번 다시 이렇게 신속한 발기와 단단함은 가질 수가 없고, 그렇게 폭발적인 오르가즘도 느낄 수 없게 된다. 청소년의 음경은 외부로부터 아무것도 필요한 것이 없다. 아무 자극 없이도 스스로 발기가 되기 때문이다.

그러나 나이가 들어감에 따라 이런 자발성의 소실로 인해 다양한 종류의 자극이 더 많이 필요해진다. 약 20~35세에 해당하는 젊은 성인(young adulthood)의 음경은 청소년의 음경과 유사하나, 부드러운 증후가 이미 있다. 자위의 빈도가 떨어지고 몽정도 적어진다. 이 나이군의 어떤 남성들은 그들의 발기가 예전만큼 단단하지도 않고 발기가 되려면 직접적인 자극이 필요하다는 것을 알게 된다.

40~50세의 중년기에 접어들면 음경의 변화는 명확해진다. 음경이 단단해지려면 자신과 파트너로부터 육체적인 자극이 필요하다. 그래도 이전만큼 최대로 커지거나 단단하게 되지는 않는다. 또한 음경의 단단함을 상실하기가 더욱 쉬워지고, 일단 부드러워지고 나면 단단함을 되찾기가 더욱 어렵게 된다. 오르가즘의 필요성이 덜 강력해지고 사정력도 사정량과 함께 감소한다. 따라서 음경의 상태를 돌보는 것이 더욱 중요하게 된다.

이와 같은 변화는 음경이 60~70대에 도달할 때에도 계속된다. 남성들은 이전만큼 단단하지 않다고 말하곤 한다. 육체적, 정신적 흥분이 훨씬 더 중요한 부분을 차지하게 된다. 즉, 파트너의 나체를 보거나 키스와 포옹을 하고, 심지어 포르노를 보더라도 이전처럼 발기가 되지 않게 되는 것이다. 이 나이가 되면 사정시간이 더 길어지고 매번 사정할 필요성이 없게 된다. 사정력도 훨씬 약해져서 정액이 힘 있게 발사되는 대신 스며 나오는 것처럼 된다.

50~70대의 음경은 한 번 사정을 한 후 다시 발기가 되려면 수 일이 걸린다. 이 나이의 많은 남성들은 섹스에 관한 한 그들은 이제 한창때를 지났다(over the hill)고 결론짓는다. 어떤 이에겐 도움을 청하는 것이

현실적일 수 있으나, 어떤 사람들에게는 그들이 나이 때문에 더 이상 즐길 수 없지 않다는 사실을 이해하는 것이 더 중요하다.

음경이 천정을 향할 정도로 격렬한 발기만이 양호한 섹스의 필수조건은 아니다. 60대의 많은 남성들은 그들이 30대였을 때처럼 신속히 움직이지는 못하더라도 걷고 조깅하며 춤을 출 수 있다. 마찬가지로 노인의 음경은 수십 년 전 같지는 않을지라도 쾌감을 주고받을 수는 있는 것이다. 나머지 육체기능과 마찬가지로 발기와 사정 과정의 효율이 떨어지는 것이 사실이나, 음경과 육체가 쾌감을 얻는 능력은 소실되지 않는다는 점을 명심해야 한다. 따라서 현재 가진 음경을 수용하고 요구도를 충족시켜 있는 그대로의 것을 좋아하고 즐기는 것이 상책이다.

발기의 각도(angle of erection)

남성들은 발기의 각도에 주목하고 걱정한다. 젊은 시절 상향성을 나타내던 발기가 중년이 되면 일직선을 가리킨다. 이전에 일직선이던 것은 약간 하향성을 나타낸다. 일반적으로 30~50세는 상향적 이동을 나타내거나 약간의 손실이 생긴다. 그러나 50~70세에는 각도가 크게 줄어들어 특히 70대는 진짜 고개 숙인 남자가 된다. 이런 현상의 주원인은 예방 가능한 혈관성 질환에 기인한다. 대부분의 경우 이것은 정상적인 변화에 지나지 않기 때문에 신경 쓸 필요가 없다.

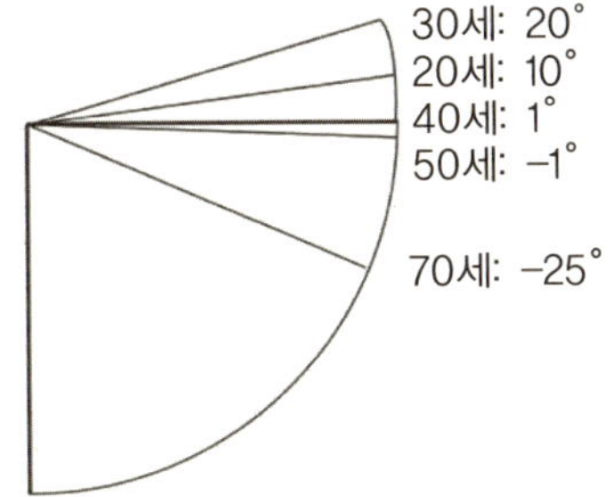

나이	수평기준 발기각도
30세	20°
20세	10°
40세	1°
50세	-1°
70세	-25°

진짜 좋은 섹스(good sex)란?

실제 인간의 섹스는 여러 방식에서 동물의 섹스와 비교할 때 많은 차이를 나타내지 않는다. 인간이 하는 것은 쥐나 닭, 원숭이가 하는 것과 별반 차이가 없다고 생각하면 의기소침해질 수 있다. 어떤 의미에서는 하등동물이 더 좋을 수도 있다. 이들은 오래 지속되는 성교를 하지 않는다. 그러나 그들은 적어도 짝짓기(mating)에 대해서는 비겁한 행동을 하지 않고 죄의식 또한 느끼지 않는다. 생식적인 면에서는 많은 차이가 없다. 그러나 인간은 생식행위보다 훨씬 더 많은 것을 할 수 있다.

섹스의 목표는 성취감, 의무감, 정복감이 아니고 쾌감, 친밀감, 자신과 파트너의 강화이다. 이것은 더욱 자유롭고 보다 좋은 느낌의 섹스이다. 더 자유롭다는 것은 더 많은 선택을 할 수 있기 때문이다. 즉, 자기와 자기 파트너가 성적 느낌을 표현하기 위한 수많은 범위의 방법을 선택할 수 있으며, 전희를 한 다음 바로 성교로 직행하는 틀에 박힌 구습에 더 이상 얽매일 필요가 없다.

이런 선택의 자유가 더 세련되고 즐거우며 만족스럽고 인간다운 성행동을 만들어 낼 수 있다. 진짜 좋은 섹스는 특이한 행동, 특이한 인체부위의 측면에서 정의를 내리고 있지만 어디까지나 느낌이 가장 중요한 것이다. 이 사실은 남성, 여성 모두에게 진리이다. 남성들은 "그 여자와 하고 싶다"처럼 행동측면에서 생각하고 이야기하는 경향이 있을지라도 실제 원하는 것은 이런 행동을 통해 생성되는 '느낌'이라는 사실이 명약관화하다. 이런 느낌이 남성을 흥분시키고 만족시키며 남성답게, 강력하게 만들어준다.

진짜 좋은 섹스는 어떤 특수한 기관(organ)을 사용하는 것이 아니고, 어떤 각본(script)을 따르는 것도 아니며, 특이행동을 하는 것도 아니다. 좋은 섹스는 자기와 파트너가 한 일로 생성된 감정과 연관이 있다. 자신과 파트너가 좋아했고 자신의 행동이 마음에 든다면 진짜 좋은 섹스라고 할 수 있다. 심사숙고의 시간을 가진 후에도 자기 자신과 파트너 그리고 자기의 행동이 마음에 든다면 진짜 좋은 섹스를 했음이 확실하다. 어떤 특이한 행동, 일련의 행동을 포함할 필요가 없고, 오르가즘을 포함할 필요도 없고, 시간에 구애받을 필요도 없다.

그러나 모든 종류의 강제성(coercion)은 좋은 섹스의 범주에서 배제되어야 한다. 육체적, 심리적 강압을 사용한다면 적어도 한 사람의 파트너는 성 활동으로 인해 좋은 기분을 느끼지 못한다. 속임수 또한 마찬가지다. 자기의 이익과 가치에 반하는 충동적인 섹스도 유사한 경향을 보인다. 임신을 원하지 않으면서 아무런 조치를 취하지 않았다면 후에 걱정하게 되고 나쁜 기분을 느끼게 되므로 좋은 섹스라고 볼 수 없다. 차를 잘 운전하는 방법, 맛있는 음식의 종류가 많은 것처럼 진짜 좋은 섹스를 즐기는 방법도 무한하다는 것을 아는 게 중요하다.

젊은이의 섹스는 자동적(automatic)이다

전형적인 젊은 사람은 성적으로 대단히 자신만만하고 남의 이목을 신경 쓰지 않는다. 발기는 자발성이고 용이하며, 고도로 예견이 가능하고 자동적이다. 발기가 자율적(autonomous)으로 야기되기 때문에 파트너로부터 자극을 필요로 하지 않는다. 남성의 자존심과 성 활동은 아주 단순한 일로 생각하기 때문에 성인남성들이 성 활동에 대하여 달리 생각하도록 하기가 어렵다.

젊은 사람들이 걱정하는 성적 문제는 원하지 않는 임신, 성병과 HIV 바이러스, 음경의 크기, 조루, 동료들만큼 많은 섹스를 하는지에 관한 것이다. 젊은 사람들은 통상 성욕과 발기에 대해 걱정하지 않는다. 실제의 상업광고나 영화, TV를 통한 남성의 성 활동은 젊고, 불법적이고, 난폭하며, 용이하다. 이런 이미지로 인해 친밀함, 상호협조, 상호쾌감이 굳이 필요하지 않다는 생각을 가질 수 있다.

연령제한 영화에서 섹스는 항상 짧고 강렬하며, 말을 사용하지 않고 완벽하다. 주인공 남성들은 섹스를 시작하기 전부터 성적으로 흥분되어 있다. 흥미롭게도 결혼한 부부의 섹스는 영화에서 거의 묘사되지 않고 혼전섹스 또는 혼외정사에 대해서는 빈번하게 다루고 있다. 포르노영화는 심지어 더욱 비현실적인 모델을 제공한다. 포르노스타는 항상 어떤 일이 있더라도 단단히 발기되어 있고, 수많은 포르노 속 여성은 하고

싶어 못견뎌하며 상황이 이상할수록 성욕에 자극을 받는 것을 볼 수 있
다. 이것은 성 활동의 비정상적인 모델이다.

성숙한 섹스는 사람과 사람 사이의 관계(interpersonal relationship)이다

마침내 젊은이의 용이하고 자동적인 성적 기능이 변하기 시작한다. 이
런 변화의 몇 가지 이유는 생리적으로 기인한다. 호르몬, 혈관계, 신경계
는 16~22세 사이에 가장 효율적이다. 이때 남성은 친밀한 연인이라기보
다는 황금기를 맞은 고득점의 성적 운동선수(sexual athlete)에 가깝
다. 어떤 남성들은 20대 이후 모든 것이 내리막이기 때문에 이때 그들이
할 수 있는 모든 섹스를 할 필요가 있다고 생각한다. 이것은 성 활동의
역할과 의미를 제한적이고 자멸적인 방법으로 이해하는 것이다. 성 활동
은 운동시합이 아니며, 성 능력의 경쟁도 아니다. 바로 쾌감지향의 의미
있는 인간경험이다.

성 활동은 최고의 상태에서 쾌감과 성적 흥분(에로티시즘), 상호수용,
정서적 친교, 영적 결합을 통합하고 있다. 따라서 성 활동은 인간관계의
정서적 유대(emotional glue)의 중요한 역할을 한다. 이것을 배우기 위
해서 40대까지 기다릴 필요가 없다. 심지어 20대까지도 친밀한 성 활동
을 즐길 수 있고 소중히 여길 수 있다. 나이가 들어감에 따라 인간관계
는 더욱 중요해지고 성숙한다. 이와 같은 성장이 나타날 때까지 남자들
은 여성의 성적 느낌을 무시하거나 또는 성교 시마다 여성이 오르가즘을

가졌는지를 확인하는 일에 전념하는 두 가지 극단적인 방향을 취하는 것이 보통이다. 여성의 오르가즘이 성 수행능력의 잣대가 된다. 건강한 관계에서 남성은 여성을 느낌, 쾌감, 흥분을 공유하는 파트너로 간주한다. 진실된 인간관계에서 섹스는 자기의 육체를 사용하여 친밀감, 애정, 진정감, 위안감, 즐거움, 놀이, 흥분을 포함하는 많은 방법으로 확대 발전시킨다. 젊은 부부들은 진짜 부부들이 다양한 성적 경험과 의미를 가지고 있다는 것에 대해 종종 놀란다. 남성 성 활동의 새로운 모델은 새로운 학습, 개인적인 성장 및 친교의 증대를 통해 어떤 나이든 간에 평생 개발해야 할 과정이다.

최근 연구에서 독신, 동거부부, 결혼한 부부의 섹스의 품질을 비교한 결과 최고 품질의 섹스는 결혼한 부부에서 나타났다. 일반적으로 결혼한 부부의 섹스는 일상적이고, 싫증나며, 권태롭고, 기계적인 것으로 간주된다. 실제 결혼한 부부는 위안, 편안함, 신뢰, 쾌감, 협조, 정서적 친교와 같은 혜택을 가진 안정된 섹스를 즐기고 있다. 건강한 성 활동은 정직하고 현실적인 것이다.

성교가 최고의 사랑행위인가?

거의 모든 사람들은 성교(intercourse)가 주된 섹스인 것으로 믿는 것 같다. 다양한 성행동을 받아들이고 성적 편견에서 해방된 사람들까지도 성교가 일상적이지 않다면 이상하게 여길 것이다. 이것은 남녀 모두 마찬가지다. 성교는 종(species)을 번식시키는 유일한 방법이다. 그리고 생식한다는 것은 대자연의 주요 관심사이다. 우리 모두는 성교를 원하도록 프로그램화되어 있다. 이것은 상당부분 사실로, 무시하거나 반박하는 것은 어리석은 일이다.

남성은 기둥을, 여성은 구멍을 가지고 있으며, 기둥이 구멍에 들어가는 것은 단순하고 합당하게 보인다. 철학적인 측면에서 이것은 음양의 융합이며, 영육의 결합과도 연관된다. 진화론적 관점에서 성교가 절대적으로 필요하기 때문에 꼭 해야만 하고 다른 행위를 차선책으로 간주하는 것은 잘못되었다고 볼 수 있다. 성교를 메인코스로 볼 때 야기되는 문제점은 여섯 가지로 구분할 수 있다.

첫째, 성교는 대부분 남성들이 생각하는 만큼은 아니나, 그래도 어느 정도 단단한 발기가 요구되기 때문에 남성은 발기 여부에 엄청난 압력을 받는다. 스스로 원하는 만큼 발기가 되면 부담감은 적어진다. 그러나 음경은 이런 종류의 조절을 받지 않는다. 만일 잘 서지 않아서 발기를 계속 유지하기 위해 애를 쓴다면 기분이 상하게 된다. 남자로서의 자격이 불충분하다고 느끼며 정말 아주 심한 부담감을 느끼게 된다. 여성들은 남성의 발기부전이 자기가 섹시하지 못하고 충분한 기교가 없기 때문이라고 생각하게 된다. 스스로 불행을 자초하는 것이다.

둘째, 여성들도 어려운 상황에 놓인다. 남녀 공히 성교 시에는 절정에 도달할 것이라는 설이 있었다. 그러나 대부분의 여성들은 직접적인 클리토리스의 자극을 필요로 하고, 성교만으로는 클라이맥스에 도달하지 않는다. 1960~70년대의 여성운동과 섹스요법의 출현 덕분에 이런 사실이 많이 알려졌고, 여성들은 필요한 자극의 종류를 알게 되었다. 그래도 많은 남성과 여성들은 성교 시 여성들이 절정에 도달해야 한다고 계속 믿고 있으며, 양쪽 모두 클라이맥스에 도달하지 않을 때에는 속상해 한다.

셋째, 일반적으로 행하는 성교는 다른 어떤 성행동보다도 시간과 노력이 더 많이 들기 때문에 양쪽 파트너에게 더 많은 부담감을 준다. 만일 다른 성 활동이 동일한 의미를 준다면, 보다 섹스를 덜 할 수 있다는 것을 의미한다.

넷째, 빈번하게 발생하는 섹스의 문제점은 주로 성교 시에만 야기된다. 성교 시 아주 빨리 사정하는 많은 남성들을 예로 들자면, 이들은 훨씬 더 오랫동안 손과 입으로 자극을 즐길 수 있다.

다섯째, 노인인구, 병과 불구를 가진 사람들, 막달 임산부나 최근 출산한 부부에게는 발기와 성교의 역점을 고려할 수 없다. 이러한 군에 속하는 많은 사람들은 발기나 성교가 곤란하다

여섯째, 성교는 성행동 중 가장 위험한 것이기도 하다. 원하지 않는 임신과 질병이 가장 큰 문제점으로, 구강성기 접촉으로 대부분의 성병(STDs)이 전염되지만 질과 항문성교로 인해 훨씬 더 많은 질환의 전염 위험이 높아진다. 이와 같은 위험한 성행동을 그렇게 열의를 가지고 강조할 필요가 없다.

우리가 섹스를 통하여 원하는 것은 생식보다는 쾌감과 인간관계의 강화에 있다. 이것이 대자연의 디자인을 역행한다는 의견도 일면 타당하다. 대자연은 성교에 최고의 위치를 부여했지만, 자위와 오럴섹스 및 수많은 종류의 자극으로도 큰 쾌감을 느끼게끔 우리를 만들어주었다. 대자연은 성기 이외에도 손, 입, 혀를 주었고 전신에 민감한 피부를 주었다. 성기가 얼마나 크든 인체의 한 부분에 지나지 않는다는 사실을 잠깐 생각할 필요가 있다. 왜 좋은 기분과 큰 쾌감이 인체의 작은 부분에 한정되어야

하는가?

　여성들은 생식과 상관이 없고 성적 쾌감만이 유일한 기능인 클리토리스를 가지고 있다. 흥미롭게도 클리토리스는 음경의 삽입 여부와 상관없이 자극하기 곤란한 위치에 있다. 아마도 대자연은 성교 이외에도 다른 종류의 섹스가 계획의 일부가 되어야 할 것으로 생각한 모양이다. 대자연은 인간에게 섹스를 즐기는 방법을 선택할 자유를 허용하고 있다. 따라서 우리는 홀로, 또는 파트너와 함께 즐길 수 있는 것을 선택할 수 있다. 성적 쾌감을 주고받는 많은 방법이 있다는 생각을 수용하면 할수록 발기, 성교 그리고 오르가즘까지도 좋아지며, 더욱 많은 횟수로 보다 좋은 섹스를 할 수 있다. 음경에 대한 요구도가 더 적어져 성교를 포함한 광범위한 성적 활동을 즐길 수 있는 것이다. 어떤 사람들은 "다른 것도 재미는 있으나 성교를 하지 않으면 사랑한 것 같지가 않다"고 말한다. 예상가능한 일이다. 전통적으로 '사랑행위(lovemaking)'는 성교를 의미해왔고, 다른 종류의 성적 활동을 의미하지 않았기 때문이다. 그러나 사랑행위는 특이한 행동보다는 느낌(feeling)과 연관이 크다. '사랑'하는 것은 행동보다 느낌의 개념이라는 사실에 모두들 동의할 것이다. 파트너가 전신을 사랑스럽게 어루만지거나 손과 입으로 애정을 가지고 음경을 자극하면 성교만큼의 사랑행위(lovemaking)가 될 것이다.

인간의 성적 반응주기

　마스터즈와 존슨(1966, 1970)은 생리적 성적 반응주기를 기술함과 동시에 흥분, 평부, 오르가즘, 이완단계로 구분하여 인간의 성행동 분야에서 혁명을 일으켰다. 카프란(1974)은 이 모델을 넓혀서 성욕(sexual desire)을 중요한 최초단계로 포함시켰다. 따라서 완전한 성적 반응주기는 성욕, 흥분, 평부, 오르가즘, 만족(이완)의 5단계로 구성되어 있다. 이와 같은 생리적 패턴은 남녀 모두 동일하나, 심리적 패턴에서 차이가 있다.

1. 성욕단계(desire)

성욕은 성적 예견, 판타지, 열망, 성 활동을 비롯해 본인과 본인의 관계에 좋은 섹스를 하고 싶은 느낌을 포함한다.

2. 흥분단계(excitement or arousal)

흥분단계는 주관적인 쾌감 및 흥분의 느낌 이외에 전반적인 근육긴장이 고조되어 남성은 음경이 발기되고, 여성은 음핵발기가 나타난다. 음경 둘레는 최저 2.5배 이상 증가하고, 고환은 부분적인 거상이 야기된다. 남녀 공히 심박동수와 호흡 속도가 증가하고 혈압이 올라간다. 음경 끝부분에서 미리 정액이 몇 방울 방출된다. 여성은 성기에 혈류 증가, 질 윤활액 증가, 양 젖꼭지 팽창을 경험하고 질의 변화가 야기되어 성교의 수용성을 증가시킨다.

3. 평부단계(plateau)

평부단계는 인체의 흥분이 쾌감수준을 유지하는 단계로, 보다 강력한 흥분효과의 지속이다. 육체적으로 이완되면 신속히 오르가즘으로 이동

없이 쾌감을 주는 흥분이 유지된다. 평부단계는 인체가 쾌감으로 포화된 상태이며, 만일 계속적인 음경의 자극이 없으면 발기가 휴식을 취하기 위하여 수그러든다. 이것이 정상이라는 사실을 이해하지 못하면 남성들은 발기가 상실되고 결코 되돌아오지 않는다는 생각으로 불필요하게 공포에 사로잡힌다. 이런 공포는 주의를 크게 산만하게 해서 평부단계의 에로틱한 흐름을 망친다. 이렇게 되면 흥분과 발기를 회복하기가 어렵게 된다. 그러나 인체에 대한 신뢰 속에서, 차분한 이완과 더불어 음경을 직접 부드럽게 만지면 발기가 휴식으로부터 쉽게 되돌아온다.

음경은 소량의 정액을 분비해서 자체 윤활작용을 한다. 여성의 경우 질의 내부 3분의 2는 풍선처럼 늘어나는 반면, 외부 3분의 1은 흥분단계 직경의 약 절반으로 좁아진다. 이때 여성의 질 근육은 음경을 보다 효율적으로 붙잡아 약간의 진공상태를 유지해 정액을 빨아들인다. 결국 질(vagina)은 종의 생존을 위한 정액의 저장소로 작용한다. 질이 좁아지는 것은 거의 흥분의 최고조에 있다는 것을 나타낸다. 질 터널의 바깥 부분은 가장 민감하기 때문에 이때의 성교는 가장 쾌감을 준다. 또한 남성은 평부단계의 거의 막바지에 있기 때문에 이것을 사정 전 단계(pre-ejaculatory phase)라고노 한다.

4. 오르가즘단계(orgasm)

오르가즘단계는 성적 쾌감이 최고조에 도달하고 골반근육의 율동적인 수축과 성적 긴장의 방출이 수반된다. 피할 수 없는 사정감각이 사정으로 이어지는 수축을 선행한다. 이때는 남녀 공히 맥박수가 1분에 140~180회(평균 정상은 70 정도)로 증가하고 성기 근육은 일련의 수축

 잠만 자는 남자, 메마른 여자의 성영양 플랜

을 일으킨다. 실제 인체의 모든 근육은 불수의적으로 수축함으로써 마치 성기처럼 반응한다. 즉, 팔다리는 힘이 들어가고 얼굴은 찌그러지며 엉덩이와 괄약근은 조여들고 눈이 감기며 피부가 얼얼하게 된다. 사정은 3~4회 강력하게 분출하며 평균 정액의 양은 약 3~4ml이다. 여성은 매 초마다 율동적인 근육수축이 일어나며, 이것은 약 10~15초가량 지속된다.

5. 만족(satisfaction) 또는 이완(resolution) 단계

만족단계에 육체는 점차적으로 비흥분단계로 돌아온다. 또한 제반 근육이 약 30분에 걸쳐 완전히 이완된다. 이때 남성의 성기는 약 50%까지 줄어들면서 서서히 정상 사이즈로 되돌아온다. 남녀 공히 기분 좋은 잔광(afterglow), 이완감, 성적 만족감을 경험한다. 후희(afterplay)의 기간은 특별한 정서적인 유대(emotional bonding)의 시간이 된다. 사정을 하게 되면 골반부위의 울혈과 긴장이 즉각 이완되나, 그렇지 않으면 골반부위에 대량의 혈액이 정체되어 불쾌감을 느낀다. 따라서 사정은 건강함을 의미한다.

여성들의 성적 반응

남녀 공히 동일한 생리적 흥분과정을 따르지만 심리와 관계 인자에서 다소 차이를 나타낸다. 장기간 관계를 유지해온 여성의 성욕은 심리적인 시스템으로 통합된다. 새로운 관계의 초기에는 낭만적인 사랑과 정열적인 섹스로 여성의 성적 반응을 쉽게 야기할 수 있으나, 1년 혹은 그 이후의 장기 관계에서는 주의산만과 피로의 증대로 다른 종류의 성적 반응을 필요로 한다. 이와 같은 여성의 욕망과 성적 반응의 모델에서 여성들은 남성보다 성적 긴장의 해소에 대한 생물학적 충동이 더 저하된다. 그리고 만족을 얻기 위하여 오르가즘은 필요가 없고, 매번 성적 만남 시 발생될 필요가 없다. 여성들의 성적 욕망은 자발성보다는 주관적, 심리적 흥분에 의해 크게 영향을 받는 반응성이다. 남성의 성욕은 육체적 충동에 의해 활성화되는 반면, 여성의 성욕은 전형적으로 부드럽고 편안한 육감적인 접촉의 수용성으로부터 발현한다. 이와 같은 접촉은 성욕을 일으키고 정서적인 친밀감, 애정, 관능성, 에로티시즘으로 계속 이어진다.

성욕은 최초의 육감적인 접촉 후 발현될 수 있다. 확립된 관계에서 건강한 여성의 성적 반응은 성적 중립(sexual neutrality)에서 시작된다. 성욕과 관계에서 정서적 친밀감, 유대, 사랑, 애정, 치유, 수용성과 헌신과 같은 중요한 잠재적 혜택을 감지하게 되면 육감적인 접촉과 자극을 추구하기로 선택한다. 결론을 말하자면 남자의 성욕은 생물학적 충동으로 야기되는 경향이 있으며, 여성은 심리적이며 관계에 의해 좌우되는 경향이 있다.

발기부전(ED)이란?

임포텐스(impotence)라는 용어는 옛날부터 남성의 음경이 발기되지 않아 만족스러운 성교를 할 수 없는 것을 의미했다. 임포텐스보다 더욱 정확한 용어가 발기부전(erectile dysfunction : ED)이다. 임포텐스는 개인적인 파워 또는 남성으로서의 자존심 결여를 내포한다. 발기부전 (ED)은 남성으로서의 적합성, 전생애의 문제가 아니고 음경이 서나 안서 나의 문제이다.

발기부전의 정의는 성교를 위한 충분한 발기를 얻거나 유지하는 데의 문제점이다. 대부분의 남성들은 정기적으로 이와 같은 성적 곤란을 경험한다. 그러나 발기가 지속적으로 예견되지 못할 때 ED는 관계의 위기, 개인의 위기를 가져온다. ED를 갖기 전 만족스러운 섹스를 즐겼던 남성과 배우자에게 이와 같은 경험은 극도의 걱정과 불안, 자기 비하, 관계의 스트레스를 야기한다.

어떤 데이터에 의하면 50세까지의 남성의 약 50%가 발기기능에 대해 불평하고 또 가벼운 형태의 ED를 느끼고 있다. 이것은 합당한 통계수치로 볼 수 있다.

옛날에는 거의 모든 ED는 성행동에 대한 불안증이 주요 원인이라고 간주되었으나, 오늘날은 거의 모든 ED가 심리, 관계의 고민보다 생리적 인자인 혈관계의 문제로 인해 야기된다고 보는 시각이 지배적이다. 종래 ED에 대한 정의는 성교 실패의 백분율에 초점을 맞추었으나, 이것은 다소의 문제점을 내포한다. 좀처럼 발기가 되지 않아 두려움 때문에 섹스를 회피하려고 한다면 명확히 ED로 고통받는 것이다. 통상 성교에 성공은 하지만 10회에 한 번, 한 달에 한 번, 일 년에 한 번처럼 가끔 실패하는 경우는 정상적인 성적 반응의 범위 내이며, ED로 간주되지 않는다. ED에 대한 종합적인 정의는 다양한 기여 인자들이 포함한 발기에 대한 자신감과 편안함의 결여에 집중하고 있다.

ED는 생체정신사회적 현상(bio-psychosocial phenomenon)

정신건강을 포함한 다양한 건강분야의 전문가들은 ED의 육체적 대비 심리적 원인에 대해 갑론을박한다. 수년 동안 ED의 대부분 증례는 그 기원이 심리적인 견해였던 것에 반해 최근 대부분의 증례는 육체적인 원인에 기인한다는 접근을 하고 있다.

ED는 동일성, 협조, 정서적 친교관계의 특성은 물론 육체적, 인식적, 행동적, 정서적 특징을 가진 생체정신사회적 현상이다. 이런 모든 인자에 주의를 기울이면 ED에 대한 이해와 평가를 개선할 수 있다. 옛 서양속담에 '유일하게 가진 도구가 망치라면 모든 문제점은 못처럼 보인다'라는 말이 있다. 종합적인 견해의 필요성을 역설하는 명석한 조언이다.

1. 생리적 인자(psychological factors)

불량한 건강습관, 치료하지 않은 병, 약물 부작용과 같은 건강을 해치는 모든 것은 결국 성적 반응과 발기를 파멸한다.

- 건강습관(health habits)

음식, 운동, 수면 패턴은 ED에 기여할 수 있다. 끽연은 호흡기와 혈관성 손상을 야기하기 때문에 성적 건강에 대하여 장기간 부정적인 영향을 미친다는 근거가 증가하고 있다. 알코올과 약물 남용은 성기능을 파멸하고 ED에 기여한다. 많은 남성들은 억제와 자의식 저하에 알코올을 사용한다. 알코올은 중추신경 억제제로서 생리적으로 성적 반응을 억제한다. 통상 젊을 때에는 두 잔이나 이 이상을 마시면 심리적인 효과가 부정적, 생리학적 효과를 극복한다. 어떤 이들은 술에 취해야 성적으로 잘 진행되는 경우도 있다는 것을 배운다. 그러나 나이가 들어감에 따라 알코올의 생리학적 파멸 효과는 더욱 강력하게 되어 ED를 야기한다. 결국 성적 건강을 조절한다는 것은 끽연, 알코올과 약물 남용, 체중 증가, 운동 부족, 부적절한 수면과 같은 불건강한 습관을 대적하는 것을 의미한다.

- 혈관성, 신경성, 호르몬성 건강

생리학적으로 발기에 영향을 미치는 것은 혈관성, 신경성, 호르몬성의 세 가지 시스템이다. 이 세 시스템 중 어느 하나라도 근본적인 의료문제가 생기면 ED를 야기하거나 기여할 수 있다. 종종 ED 및 다른 성적 문제는 특히 고혈압과 우울증 치료약을 복용한 사람들에게 나타난다. ED는 주요 의료문제의 최초의 증상이기도 하다. ED에 대한 육체적 평가는 아주 용이하다고 볼 수 있다. 주요 질문으로는 기상 시 발기, 자위성 발기, 손·오럴섹스 시 발기, 페티시즘이나 사이버 섹스와 같은 특발성 자극을 사용하는 발기 등 모든 수단으로 단단한 발기를 얻을 수 있는가를 묻는다. 만일 발기가 되면 호르몬, 혈관계, 신경계가 기능을 유지하고 있을 가능성이 있고, 더 이상의 육체적 평가에 대한 필요성이 없게 된다. 발기가 되지 않고 생리적인 기능에 관심이 있다면 우선 가정의와 상의하는 것이 좋다. 가정의는 당뇨병, 고혈압 또는 신경성 질환과 같은 근본적인 건강문제 여부를 확인하고 건강의 전력을 재검토 할 것이다.

2. 심리적 인자(psychological factors)

심리적 인자는 발기뿐만 아니라 성욕에도 영향을 미칠 수 있기 때문에 특히 중요하다. 이들 인자들은 ED에 대한 특이한 생각이나 두려움은 물론 일반적인 심리적 스트레스를 포함한다. 특히 불안, 우울, 강박관념, 노여움과 같은 모든 부정적인 감정은 발기기능을 파괴한다. 또한 돈에 대한 불안, 부모와 친구의 사망으로 인한 슬픔, 10대 자녀에 대한 걱정, 실직과 같은 일은 발기반응에 장해를 일으킨다. ED에 대한 불안과 성 수행 관련 정신적 주의산만은 섹스에 독약이다.

- 관계 인자(relationship factors)

특히 위안, 매력, 신뢰, 친밀한 협조와 같은 관계 인자는 성적 반응과 발기를 촉진할 수 있다. 반면 정서적 갈등, 친밀함과 안전을 느끼지 못할 때, 배우자와 결혼생활에 대한 실망감, 부부시간의 부족, 죄의식이나 비난과 같은 관계적 문제는 발기의 자신감 유지에 필요한 대인관계를 해친다. ED에 대한 의료적 접근에 중요한 결함은 남성에게만 집중하는 것에 있다. 성행동은 개인적으로 고립된 일이 아니고 인간관계의 과정이라는 것에 주목할 필요가 있다. ED는 부부 접근을 사용해야 가장 잘 이해가 되고 치료가 가능하다. 섹스는 남성을 위한 것만은 아니고, 여성을 위한 것만도 아니라는 사실을 잠깐 생각해볼 필요가 있다.

섹스는 부부로서의 당신을 위한 것이다. 당신의 ED는 아내의 ED이기도 하다. ED를 지료할 때엔 당신의 배우자가 주도적인 역할을 해야 한다. ED를 다루는 부부에 대한 도전은 성욕과 에로티시즘을 야기하는 상호 편안한 수준의 친교를 수립하는 데 있다. 또한 협조적이고 친밀한 팀(sexual team)이 되는 것이 최적의 전략이다.

- ED에 대한 배우자의 반응

많은 여성들이 ED에 두 가지 극단적인 반응을 보인다. 두 반응 모두 문제를 악화시킨다. 가장 흔한 반응은 자신이 기대하는 것이 섹스가 아니라 친밀함(intimacy)이라고 말하며 어머니처럼 달래는 자세를 취하는 데 있다. 이것은 도움을 주는 노력 대신 남성의 성적 흥분에 반하는 메시지를 보낼 수 있다. 또 다른 극단적인 반응으로 남성이 성공하지 못하면 보상책의 일환으로 여성이 꼭 오르가즘을 갖도록 봉사하게끔 성행동을 요구하는 것이다. 이것은 친교도 사랑도 없는 행동이며, 그런 식의 요구는 ED 개선에 아무런 도움이 되지 않는다. 가장 건강한 역할은 여성이 보호해주고 성적 친구(sexual friend)로서 받아들이는 데 있다. 양쪽 모두 성적으로 자의식과 망설임을 느끼면 이것은 ED를 합의 처리하는 데 걱정이 되고 성적 흥분에 반하는 분위기를 증가시킨다. 당신의 파트너가 성적 욕망과 흥분을 유지할 수 있다면 이것은 당신의 욕망과 흥분을 야기할 수 있기 때문에 도움이 될 수 있다.

그러나 당신의 파트너가 이렇게 긍정적인 매너로 반응하지 않을 수도 있다. 파트너는 당신이 쉽게 발기하지 않으면 기분이 상하거나 혼란을 느낄 수 있다. 어떤 여성들은 그들이 당연히 해야 할 일을 수행하지 못했다고 믿거나 자신이 섹시하지 않다고 믿고 본인을 탓하게 된다. 어떤 여성들은 ED가 하나의 거부반응이며 노여움에 대한 반응이라고 생각하기도 한다.

3. 정신성적 기술인자(psychosexual skill factors)

정신성적 기술인자는 인식, 행동, 정서 및 관계의 기술을 포함한다. 서로의 관계는 30세를 지나 나이가 들어감에 따라 정신성적 기술의 의존도가 늘어난다. 실제 거의 모든 남성들은 발기가 보장되었을 때 일련의 전희를 다루는 데 대한 자의식 없이 그것을 선택하였으며, 최초 발기 시 성교를 진행한다고 말하고 있다. 이런 시나리오는 두 가지 측면에서 취약하다. 첫째, 30세 이상의 많은 남성, 대다수의 40대 남성과 거의 모든 50대 이상의 남성들에 대해서 이것은 비현실적인 기대다. 둘째, 일단 발기 문제에 민감해지면 발기의 자율성이 보장 되었는지 확신하기가 어렵다. 모든 남성들이 ED문제를 가졌다는 말이 아니다. 비성교의 성적 시나리오와 흥분과 발기를 촉진하는 인식, 행동, 정서적 테크닉을 수용할 필요가 있다는 것을 의미한다.

4. 상황적 인자(situational factors)

상황적 인자는 성행위에 필요한 비밀장소와 성행위 시간의 문제 그리고 성기능을 저하하는 외부 및 정서적 인자를 포함한다. 일반적으로 이 방법으로도 장벽이 될 수 있다는 것을 잘 모르고 있다. 예를 들면 피곤할 때 자정이 지나서 섹스를 하려고 하면 성적 반응을 파괴시킬 수 있다. 만일 어린 자녀가 침실로 갑자기 들어올 수 있다고 생각하면 섹스에도 지장이 온다. 부부침실 문에 자물쇠를 달면 큰돈이 드는 하우스 리모델링보다 더욱 가치 있다. 성적으로 반응을 나타내기 위해서는 안전감을 느낄 필요가 있다.

발기부전의 원인과 결과

1. ED의 다발성 원인, 차원(범위) 그리고 결과

ED에는 많은 원인이 있다. 실제 ED는 열 가지의 상이한 타입이 존재한다. ED의 원인은 일반적으로 육체적, 심리적, 관계적 원인과 정신성욕기술 부족 원인으로 구분된다. ED의 다발성 원인을 이해하는 것 이외에 ED는 다중차원성(multidimensional)이라는 것을 올바르게 인식하는 것이 중요하다. 이것은 육체, 심리, 관계, 정신성욕기술간의 상호작용이다. 예를 들면 혈관성 문제(육체적)로 인한 ED는 자존심(심리적)에 영향을 미치고, 배우자와의 대화(관계적)에도 영향을 미친다. 우리의 개성과 생활측면이 서로 섞이고 얽히는 것은 정상적이다. 또한 자기와 배우자의 생각, 느낌, 행동이 미묘하게 섞여서 복잡성을 더하게 된다. 이런 이유 때문에 ED는 너무나 혼란스럽고 해결하기 어렵다. ED의 원인과 차원만이 복잡한 것은 아니다. 결과와 결론 또한 복잡하다. 따라서 ED는 자존심, 성생활과 인간관계에 파괴적인 영향을 미칠 수 있다. 이것은 ED를 더욱 악화시켜 악순환에 빠지게 된다.

2. 네 가지 타입의 ED와 원인

ED의 원인에 대한 이해를 돕기 위해 4가지 큰 군을 나누어볼 수 있다. 육체적 군의 원인은 생리적 시스템의 문제, 의료질병, 육체적 손상, 개인적 생활양태의 위험, 약물부작용을 포함한다. 심리적 군은 심리적 시스템의 특성 및 개인적 심리고통으로 구성되어 있다. 관계적 군은 관계동일성, 협조, 정서적 친교장애를 포함한다. 정신성욕기술군에서 ED는 인식, 정서적-행동기술의 결여, 또는 이런 기술의 비효율적 사용으로 야기된다. ED의 타입과 원인을 분류할 때에는 ED의 2가지 차원인 발현(onset)과 정황(context)을 구별하는 것이 도움이 된다. ED의 발현은 평생(일차성) 또는 후천적(이차성)으로 구별한다. ED를 경험하는 사람의 거의 대부분은 후천적이다. 즉, ED는 만족스러운 발기기간을 겪은 후 생기는 것이다. ED의 정황은 전체적(자위 포함 모든 성적 상황에서 발생하는 것)과 상황별(어떤 상황에서는 발생하고 다른 상황에서는 발생하지 않는 것. 성교 시에는 해당하고 오럴섹스는 아닌 경우 등) 간을 구별하는 것이다. 이런 두 가지 특징인 발현과 정황은 ED가 어떤 타입인지를 구분하는 데 도움을 준다.

ED의 육체적 타입과 원인

1. 육체적 시스템의 발기부전(physical system ED)

육체적 시스템의 발기부전은 적합한 성적 기능과 발기를 하는 데 육체적, 구조적, 신경학적 장해를 포함한다. 이런 ED의 원인은 드물고 불가피하게 평생 지속된다. 선천적 또는 생물학적, 구조적 특성으로 인해 인체의 성적 기능이 제한을 받을 수 있다. 예를 들면 성별 정체성 질환, 성욕 도착증(예 : 의장도착), 다양한 비개인적 내용물(예 : 여성의 옷) 등이 있다. 뇌 연구로 밝혀진 바에 의하면 성적 기원(이성, 동성, 양성에 대한 매력을 느끼는 것)은 신경학적 시스템에 기초를 두고 있다. 과학적으로 동성 또는 양성애의 기원은 정상적인 변형으로 간주된다.

어떤 연구자들은 나이가 ED의 가장 강력한 인자라고 간주하고 있으나 이런 연구에서는 육체적 질병과 약물의 부작용을 고려하지 않았다는 점이 오류로 꼽힌다. 남성들이 늙게 되면 보다 현저한 만성질환이 발병하여 약물을 더 많이 복용하는 경향이 생긴다. 따라서 ED를 야기하는 것이 노화 자체가 아니라 질병과 약물의 부작용으로 보는 것이 타당하다.

2. 의료 질환 발기부전(medical illness ED)

질병은 모든 성적 상황에서 전형적으로 발생하는 후천적인 발기부전을 야기할 수 있다. 즉, 수많은 급성 질환이 ED를 야기한다고 알려져 있다. 만성질환으로는 주로 당뇨병과 고혈압에서 ED가 빈번하게 나타난다.

3. 육체적 손상 발기부전(physical injury ED)

인체의 일시적 또는 영구적 손상은 혈관, 신경, 호르몬, 근육시스템에 직간접적으로 영향을 미쳐 ED를 야기할 수 있다. 예를 들면 ED는 척추손상, 회음손상(사이클 선수의 ED : 격렬하게 장시간 자전거를 타면 회음혈관과 신경시스템에 손상을 야기할 수 있다), 또는 4시간 이상 지속된 발기(penile priapism)에 의해 야기된 손상으로 발생할 수 있다. 심장수술, 전립선 근치 절제술, 척추수술 또는 방광절제술과 같은 외과적 수술과 암 치료를 위한 골반부위 방사선 요법, 항암요법 또한 ED의 빈번한 원인이다.

4. 생활양태 문제 발기부전(lifestyle issues ED)

ED에 기여하는 생활양태는 여러 가지가 있다. ED의 가장 빈번한 생활양태의 원인은 알코올 소모이다. 장기간 끽연하거나 간접흡연을 했다면 음경 혈관시스템이 손상되어 ED가 야기될 수 있다. 육체적 상태를 불량하게 하는 비만 또는 좌업 생활양태는 호흡과 심장혈관성의 효율 저하로 흥분의 생리적 반응을 제한할 수 있다. ED의 원인인 또 다른 생활양태는 피로이다. 과도한 업무 또는 마라톤 훈련과 같은 운동은 인체에 스트레스를 준다. 피로는 중년과 노인들의 ED의 빈번한 원인이다. 젊은 사람들 또한 과도하게 피곤할 때에는 ED를 경험할 수 있다.

부부들은 대개 일과 후 불안과 피로가 큰 밤늦은 시간에 섹스를 한다. 이와 같은 생활양태의 이슈로 야기된 ED는 후천적, 간헐적으로 일어나며 모든 성적 상황에서 발생할 수 있다.

5. 약물부작용 발기부전(drug side-effect ED)

ED는 어떤 약물의 부작용으로 일어날 수 있다. 40세 이하의 젊은 남성에서 ED의 가장 빈번한 원인은 과잉의 알코올 소모이다. 40세까지 대부분의 남성들은 알코올 남용의 결과로 적어도 한 번 정도의 ED발생을 경험한다. 알코올은 주관적인 억제력을 저하시키는 중추신경계 저하제이다. 신경시스템의 기능을 제한한다는 의미이기도 하다.

수많은 처방약물과 매약(賣藥)의 부작용이 ED를 야기한다. 주로 고혈압 약물, 감기나 알레르기에 사용되는 항히스타민제, 항암요법제, 우울과 불안증에 사용되는 향정신성 약물 등이다. 모든 약물을 완전히 배제할 수 있을 때까지 부작용에 대힌 의심을 가저야 한다. 야물부작용 발기부전은 후천성이며, 모든 성적 상황에서 발생할 수 있다.

ED의 심리적 타입과 원인

뇌는 중요한 성기관(sex organ)이다. 따라서 유해한 사고와 감정, 경험은 ED를 야기할 수 있다.

1. 심리적 시스템의 발기부전(psychological systemic ED)

심리적 시스템의 ED는 강박관념 질환, 만성 우울증, 불안증, 조울증, 정신분열증, 외상 후 스트레스 질환과 같은 만성 심리적 문제점에 의해 야기된다. 이와 같은 현저한 심리적 문제점이 ED를 야기할 수 있을지라도 과학적인 연구결과 ED를 가진 대부분의 남성들은 주요한 심리문제가 없다는 사실이 나타났다. 20, 30대 남성에서는 이와 같은 ED가 드무나, 통상적으로 남성의 생활 속에서 그리고 모든 성적 상황에서 일어날 수 있다.

2. 심리적 고통의 발기부전(psychological distress ED)

심리적 고통의 발기부전은 적응질환(실직과 같은 특이한 상황에 대한 반응으로서의 우울과 불안)과 같은 일시적인 심리적 장애에 의해 야기되는데 인구의 거의 50%가 생활에서 가끔 심리적 고통의 상황을 경험한다. 육체적 질환의 발기부전과 같은 다른 인자가 심리적 고통을 야기할 수도 있다. 왜냐하면 불안과 스트레스가 성적 상황을 산만하게 하기 때문이다. 심리적인 특징은 ED의 원인결과 여부를 결정하기 어렵게 만든다. 심리적 고통으로 인한 ED는 후천적이며 간헐적으로 발생한다.

정신성욕기술 부족의 발기부전(psychosexual skills deficit ED)

정신성욕기술 부족의 발기부전은 사랑행위와 연관된 인식, 정서적 또는 행동적 기술의 부재 또는 비효율성으로 야기된다. 많은 남성은 자기의 육체, 파트너의 몸 그리고 성적 생리학(성적 반응이 작용하는 방법)에 대해 정확하고 충분한 지식이 없고 성적 수행에 비합리적으로 기대하나, 성적 흥분에 대한 필수적인 기술은 결여되었다. 어떤 남성들은 성적 만족 달성을 위해 선정적으로 섹스를 이야기하고, 섹스를 기분 좋게 하기 위한 파트너의 협조를 구하는 대인관계기술이 부족하다. 이와 같은 형태의 ED는 평생 발생하며 자위 시에는 잘 발생하지 않는다.

- 사고, 느낌 및 행동(thoughts, feelings and behaviors)

사고, 느낌 그리고 행동은 영향력의 복잡한 망상조직으로 상호작용한다. 즉, 사고는 느낌에 영향을 미치고, 느낌은 행동에 영향을 미치며, 행동은 사고와 느낌을 자극한다. 만일 발기가 실패할 것이라고 생각한다면(인식) 좌절감(정서)을 느끼고, 만족스럽지 못한 성행위(행동)는 파트너에게 실망(정서)을 야기할 것으로 예견한다(인식).

이와 같은 선제로 성교를 하면 쾌감을 얻는 데 집중하는 것이 곤란하게 되고(인식), 발기부전이 올 것이라는 생각에 사로잡혀서(인식) 인체를 이완하기가(행동) 힘들고, 발기를 촉진하는 테크닉(행동)에 대해 아는 것이(인식) 부족하고, 파트너의 육체와 반응(행동)에 사로잡혀서(인식) 제한되고 불편하며, 걱정스러운 육욕(정서)을 경험하고, '나는 반드시 발기를 해야만 한다. 안 그러면 버림받을 것이다'라는 왜곡된 사고(인식)를 가지게 된다. ED에 기여하는 인식, 행동, 정서를 이해하게 되면 문제 극복에 도움이 된다.

ED 야기 약물 = 200종 이상 시판

많은 경우 ED는 약물섭취로 인한 부작용으로 나타난다. 가장 빈번한 범인으로 고혈압, 심장질환, 알레르기 처방약물이 있다. 우울증 약물, 특히 선택적 세로토닌 재섭취 억제제(SSRIs)도 마찬가지이다. SSRIs는 기분에 영향을 미치는 뇌 화학물질 또는 신경전달물질인 세로토닌에 영향을 미치기 때문에 성욕을 감소시키고 오르가즘을 차단한다. SSRIs 복용자의 발기부전은 9~24%의 범위에서 나타난다. 위장관 약물 중 위산을 중화시키는 제산제는 발기 문제에 영향을 미치지 않으나, 궤양치료에 사용하는 새로운 제산제는 위산을 차단하고 테스토스테론의 효과를 억제하여 발기곤란은 물론 성욕을 감소시킨다.

한 가지 약물 이상을 빈번하게 복용하면 손상효과는 축적된다. 우울증 약물을 복용할 경우 발기를 유지하는 데 다소 어려움을 경험할지라도 아직 섹스가 가능하다. 그러나 고혈압 약물을 추가적으로 복용한다면 성적 수행이 심하게 손상되어 발기기능이 완전히 소실될 수 있다. 어떤 남성들은 종종 약물의 혼합복용이 ED에 기여한다는 것을 의심해 마음대로 용량을 줄이거나 복용을 중단하는 경우가 있다. 이런 행동은 아주 치명적으로 위험할 수 있으므로 반드시 삼가야 한다.

고혈압 약물은 용량이 부족하거나 중단하게 되면 혈압이 갑자기 위험한 수준으로 상승해 뇌졸중이나 심장마비를 초래할 수 있다. 현재 발기의 성적 수행을 심각하게 약화시키는 약물은 200종 이상이나 시판되고 있다. 많은 전문인들도 처방약물이 야기하는 문제를 숙지하지 않는 경우가 많다. 만일 약물이 성적 반응에 대한 부작용 때문에 복용을 중단할 것인가에 대한 해답은 그리 단순하지 않다. 이전에 전혀 존재하지 않았던 발기 문제가 갑자기 나타나면 사용하고 있는 모든 약물을 면밀히 살펴보아야 한다. 만일 심혈관 질환, 당뇨병, 고혈압에 대한 약물이 필요하면 발기부전에 대한 감수성은 일반인보다 더욱 커진다. 어떤 통계에 의하면 심장질환으로 혈관 확장제를 복용하면 다른 남성들과 비교했을 때 중등도 혹은 완전한 발기부전을 가질 확률이 4배나 높다. 심장약물을 복용한 사람은 물론 당뇨병 조절 약물을 필요로 하는 사람들 또한 현저한 ED로 고통받을 가능성이 3배나 더 높다. 고혈압 약물이 필요한 사람도 발기문제로 현저히 고통받는다는 사실이 나타났다. 또한 콜레스테롤 저하 약물도 성적 기능에 악영향을 끼친다.

전반적으로 부정적인 성적 부작용을 야기하는 다섯 가지의 주요한 약물군은 심혈관 약물, 정신약물, 항히스타민제, 위장관 약물 그리고 녹내장과 전립선 종양 등에 사용되는 약물이다.

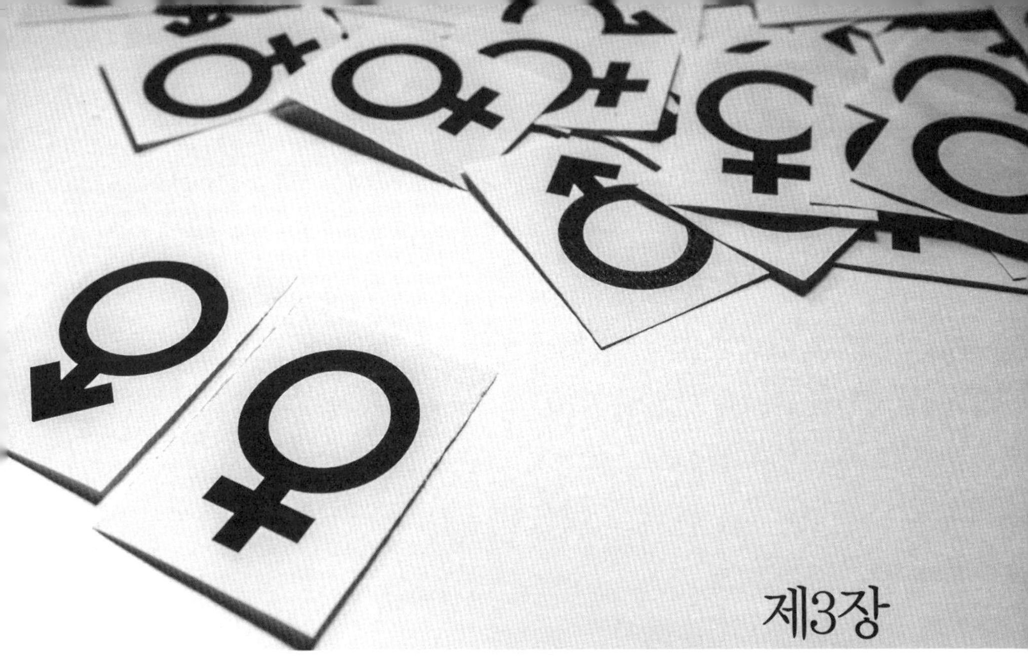

여성의 성 해부학과 반응

- 다른 모습, 다른 구조
- 치구(mons pubis) = 내부인대의 섹스서포터
- 음순(lips), 음순, 음순
- 클리토리스(clitoris) = 여성 성기의 핵심수호자
  1. 클리토리스의 다리(cura)
  2. 클리토리스의 구근
     (별칭 : 전정성구근 – 클리토리스 인접)
  3. 흥분의 축 – 클리토리스, 구근 및 소음순
- 성교 시 클리토리스
- 질(vagina)
- G-spot, 질 내부의 민감한 부위
- 질액 분비의 다양성
- 여성을 성적으로 흥분시키는 육체적 자극
- 유방(breasts)
- 엉덩이(butt)
- 여성의 성기 마사지(women's genital massage)
- 질 내부의 손가락 삽입
- 치구 마사지하기
- 음순부위의 에로틱 마사지

제3장
여성의 성 해부학과 반응

다른 모습, 다른 구조

남성과 여성의 생식기는 동일한 구조로부터 발육이 될지라도 매우 상이한 모습을 보인다. 물론 여성의 성기는 남성의 것과 달리 사이즈, 색깔, 배치 등 많은 면에서 차이를 나타낸다. 대부분의 남성들은 다른 남성의 음경이 어떻게 보이는지를 잘 알고 있다. 남성의 성기는 막대기처럼 밖으로 나와 있기 때문이다. 남성들은 샤워장에서, 소변을 볼 때 자신의 것을 보지 않을 수가 없다. 그러나 여성들은 서로의 성기를 볼 수 있는 방법이 별로 없다. 아마 다른 여성 성기의 사진을 보고서야 알게 되는 경우가 많을 것이다. 여성들은 음문 모양이 너무나 다양한 것을 알고 놀라게 된다. 어떤 남성들은 여성의 다리 사이의 상이한 구조에 대해 배울 필요가 없다고 생각한다. '내 페니스가 거기에 들어가면 좋을 뿐이다. 그 여자도 그걸 좋아하고 나도 그걸 좋아하는데 더 이상 배울 필요가 있냐'는 식으로 생각한다. 어떤 여성들은 그들의 내부에 무엇이 있는가를 알려고 하기보다 성기 외부를 제모하는 방법에 대해 더 관심이 많다. 실제 여성의 성기 내부를 알게 되면 서로 주고받을 수 있는 쾌감에 많은 차이 가 난다.

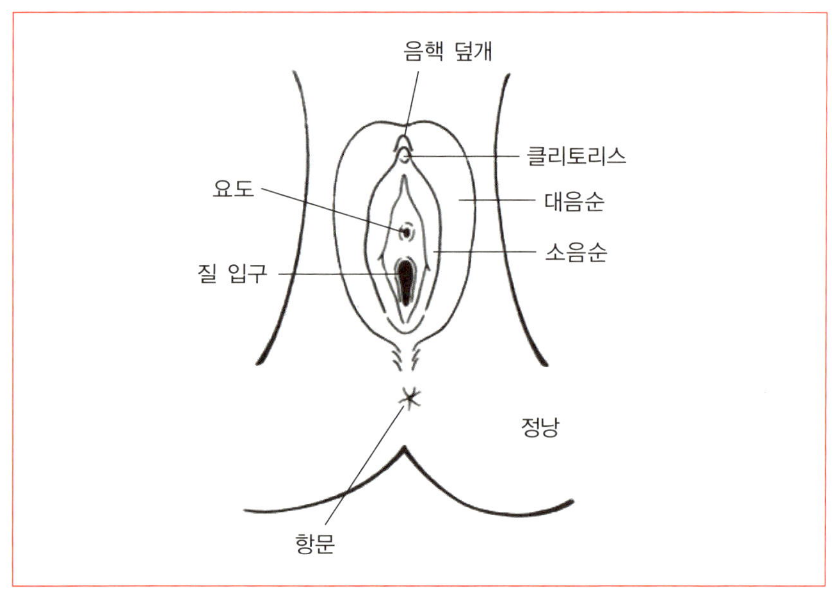

(자료 : Zilbergeld, B. The New Sexuality. Bantam Books. 1999)

치구(mons pubis) = 내부인대의 섹스서포터

치구는 치골의 정점에 놓인 살로 된 언덕이다. 이것은 통상 음모로 덮 여있다. 클리토리스에 매달린 인대는 치구에 베이스를 가지고 있다. 치구 를 손가락으로 두드리거나 살로 된 마운드를 원형으로 마찰하고 위쪽으로 끌어올리면 즐거움을 느끼는 여성들이 있다. 이런 종류의 움직임은 클리토리스의 심층부위에 압력을 가할 수가 있다. 치구의 음모를 잡아당기는 것을 즐기는 여성들도 있다.

음순(lips), 음순, 음순

고대 로마인들은 외부음순을 '대음순(labia majora)', 내부음순을 '소음순(labia minora)'이라고 명명했다. 그들은 이들을 '내부'와 '외부'로 불렀어야 했다. 내부음순이 외부음순보다 더욱 중요한(major) 부위이기 때문이다. 통상 내부음순이 음문(vulvas)의 독특한 개성을 나타낸다.

내부음순은 상이한 방법과 모양으로 펼쳐지고, 여성이 흥분하면 기력을 회복하며 색이 진해진다. 외부음순에는 음모가 나는 경우가 있으며 대개 지방조직으로 되어 있다. 외부음순의 피부는 고환과 동일하다. 대조적으로 내부음순은 대머리이다. 이 조직은 혈관과 신경이 풍부하게 공급되고 있다. 여성이 성적으로 흥분하면 내부음순도 성적으로 반응하고 팽창한다. 내부음순의 피부는 음경의 피부와 유사하다. 내부음순은 클리토리스의 귀두에 부착되어 있다. 여성들은 자위행위 시 내부음순을 가지고 놀거나 가볍게 두드리기도 한다. 내부음순을 만지고 부드럽게 잡아당기는 것은 클리토리스를 자극하는 훌륭한 방법이다. 성교 시 내부음순은 음경이 한 번 움직일 때마다 밀리고 끌려서 클리토리스의 귀두를 자극하고 잡아당길 수 있다.

클리토리스(clitoris) = 여성 성기의 핵심수호자

대부분의 사람들은 클리토리스를 여성이 다리를 벌렸을 때 볼 수 있는 작은 혹이라고 생각한다. 그러나 그것은 훨씬 더 많은 일을 한다. 귀두는 작지만 전체 클리토리스의 강력한 부분이다. 클리토리스는 대부분 여성들의 경우 가장 강력한 쾌감지점이다. 그것을 싸고 있는 덮개 같은 구조는 커버에 지나지 않는다. 이것은 음경표피와 같은 것이다. 여성들이 자위행위를 할 때에는 이 덮개를 손가락 끝으로 누르거나 작은 원으로 또는 앞뒤로 문지른다. 덮개 아래에 있는 귀두와 기둥은 좀처럼 불평을 호소하지 않는다. 클리토리스의 귀두 또는 끝 부위의 사이즈는 개인차가 크다. 어떤 여성들은 손으로 흔들 정도로 거의 튀어나와있고, 어떤 여성들은 거의 볼 수가 없을 정도로 작다. 클리토리스의 개별적인 다리를 끝에서 끝까지 펼치면 20cm나 되는 경우도 있다. 귀두가 아주 커지면 마치 귀두와 기둥이 있는 미니 음경처럼 보인다. 이것은 사이즈와 상관없이 아주 민감하다. 클리토리스의 덮개는 통상 찰과상의 느낌 없이 귀두 위를 앞뒤로 미끄러지듯 움직인다. 어떤 덮개는 영구적으로 클리토리스에 결합되어 있다. 이것은 아무 문제가 없다. 성적 감각도 좋게 느낄 수 있다. 따라서 귀두로부터 덮개를 분리하는 수술은 거의 할 필요가 없다.

생리기간에 클리토리스의 민감성이 변할 수 있으나, 아무런 변화가 없는 경우도 있다. 여성이 오르가즘에 도달할 때 클리토리스의 끝부분은 사라지거나 움츠러든다. 이것은 클리토리스를 손이나 입으로 자극하려고 하는 남성들을 혼란스럽게 한다. 이런 신비는 귀두와 기둥을 서게 하는 골반근육의 수축에서 기인한다. 손가락이나 혀로 클리토리스를 자극하면 이것은 갑자기 숨거나 움츠러들기 시작하는 느낌이 있다.

1. 클리토리스의 다리(cura)

정상적인 클리토리스는 귀두, 기둥 그리고 다리의 세 가지 부분을 가지고 있다. 다리부분은 치골의 다리처럼 보인다. 이것은 음순 아래로 이동한다. 기둥과 다리는 마치 음경의 음경해면체와 같은 실린더 발기조직체를 함유하고 있다.

2. 클리토리스의 구근(별칭 : 전정성구근 – 클리토리스 인접)

대자연은 여자가 좋아하는 정원 내에 한 쌍의 구근(bulb)을 심었다. 바로 클리토리스의 구근이다. 이것은 여성이 성적으로 흥분할 때 팽창하고 만발하며, 클리토리스에 인접하고, 혈관을 통해 의사소통을 한다. 클리토리스의 구근은 귀두 끝보다 더욱 탄력적이다. 그들은 음경의 방이 그런 것처럼 둘러싼 피부가 질기지 않아 비례적으로 팽창할 수 있다. 또한 클리토리스의 구근은 혈액이 급히 유입할 수 있는 더 큰 공간을 가지고 있다.

3. 흥분의 축 – 클리토리스, 구근 및 소음순

여성이 성적으로 흥분하면 클리토리스와 이것의 구근 그리고 내부음순이 혈액으로 충혈된다. 이것은 남성이 흥분할 때 음경에서 일어나는 것과 동일하다. 이들 구조는 여성이 성적으로 흥분하게 되면 서로 의사소통을 한다. 서로 메시지를 주고받는 것이 아니라 성적 흥분이 퍼질 때 세 가지 모두 고도로 관여한다.

성교 시 클리토리스

클리토리스는 성교 시 직접적인 자극을 거의 받을 수가 없다. 음경이 질에 있을 때 이와 동시에 클리토리스를 만지기는 쉽지 않다. 그러나 음경이 피스톤 운동을 할 때 클리토리스의 덮개에 부착된 질 음순이 당겨진다. 이 결과 간접적인 자극을 제공한다. 이런 자극이 여성의 오르가즘을 야기하기에는 부족하다. 성교 시 오르가즘을 원한다면 음경을 삽입할 때 손가락 한두 개로 클리토리스 부위를 자극하면 좋다.

질(vagina)

질은 네 가지 층의 조직, 신경 그리고 혈관을 함유한 벽을 가진 속이 텅 빈 도관이다. 질은 하나의 구멍으로 간주되나, 사실 진짜 공간이라기보다 잠재적인 공간이다. 흥분이 안 된 상태에서는 질벽이 이완되어 서로 붙어있다. 그러나 성적으로 흥분되면 질벽이 풍선처럼 부풀어서 진짜 공간을 형성한다. 즉, 비흥분 상태에서 질벽은 물이 없는 소방수의 호스처럼 서로 납작하게 붙어 있다가, 흥분이 되면 쭉 펴지며 부풀어 오른다. 이렇게 생긴 공간은 작디작은 음경에서부터 어린 아기의 머리에 이르기까지 꼭 맞게 수용할 수 있다. 그리고 성적으로 흥분되면 질의 최초 3분의

1 부분은 더 좁아지지만, 뒷부분은 팽창한다. 질 입구에 가까운 외부 3분의 1은 가장 많은 신경종말부를 가지고 있기 때문에 접촉에 민감하다. 반면 내부 3분의 2 부분은 접촉 시 민감하지는 않으나, 많은 여성들이 압력을 받았을 때 민감하게 되기 때문에 성교 시 음경을 삽입하거나 확장이 되면 큰 쾌감을 느낄 수 있다. 어떤 여성의 경우에는 질 뒤쪽이 오르가즘 전에는 팽창하고 오르가즘 후에 수축한다. 뒤쪽 벽이 꼭 찰 수 있기 때문에 질 내부에 어떤 것이 있기를 갈망하는 이유가 된다.

성교 시 손을 사용하지 않고 오르가즘(클리토리스에 손가락 자극을 동시에 하지 않는 것)을 느끼는 여성들은 두 가지 방법 중 하나를 사용하는 것으로 보인다. 하나는 남성의 신체부위, 통상적으로 치골을 사용해 클리토리스 부위에 압력을 가하는 것이다. 또 하나의 방법은 오직 질의 반응성을 통해 얻는 것이다. 이 여성들은 질에 특수한 민감부위(hot spot)가 있다고 보고하고 있다. 이와 같은 점은 흥분이 되면 오르가즘을 유발한다. 이런 민감한 부위를 G-spot이라고 부르고 클리토리스나 유두처럼 해부학적 구조로 간주하기도 한다. 중요한 것은 어떤 여성들의 질은 확실한 반응성이고, 삽입을 통해 단독으로 오르가즘을 느낄 수 있다는 점이다.

G-spot, 질 내부의 민감한 부위

불행하게도 모든 여성의 70%가 성교 시 오르가즘을 규칙적으로 달성하지 못한다. 지금까지 오르가즘의 형태는 음핵의 자극을 통한 특이한 결과로만 여겨져 왔으며, 질 자극으로 인한 오르가즘의 가능성은 배제되어 왔다. 즉, 오르가즘은 주로 음핵 자극의 직접 또는 간접적인 결과일 뿐이고 질(vagina)은 쾌감을 일으킬 수 있는 중요한 신경말단이 많이 존재하지 않는다는 사실이다.

그러나 자궁 내 링(IUD)의 원조인 독일의 부인과 의사 그라펜벨그(Grafenberg) 박사가 질 내부에 특별히 민감한 부위가 있어 여기를 가볍거나 강하게, 빠르게 만지면 강렬한 오르가즘의 반응을 일으킨다는 사실을 발표함으로써 오늘날 이것을 G-spot이라고 부르게 되었다. G-spot은 10원짜리 동전만한 크기로 질 표면 아래 약 1인치 지점의 질 윗벽에 위치하고 있다. 여성이 그 지점을 찾아 만지게 되면, 최초의 느낌은 오줌이 마려운 것 같으나 가볍게 그 지점을 수 초, 수 분 동안 자극하면 부풀어 올라 더욱 윤곽이 뚜렷하게 되어 곧바로 쾌감으로 돌변하게 된다. 그러면 여성은 음핵을 통한 오르가즘보다 더욱 심원한 질 오르가즘을 느낄 수 있다. 이런 신성한 점(sacred spot)을 찾아내는 최선의 방법은 혀와 음경보다는 손가락을 사용하는 것이다. 여성은 이와 같은 행동을 하기 전에 우선 배뇨로 방광을 완전히 비울 필요가 있다. 이 부위를 자극하면 방광에 압력이 가해져서 오줌 마려운 느낌이 든다. 배뇨를 하려고 하면 소변을 보고 싶은 느낌이 있었더라도 실제 오줌이 마려웠던 것은 아니라는 것을 알 수 있다. 성교 시 질 오르가즘 달성의 최고의 자세는 상호대면 체위이다. 이때 음경이 G-spot을 마사지 할 수 있기 때문이다.

어떤 성 전문가들은 G-spot 오르가즘을 질 오르가즘이라기보다 자궁 오르가즘으로 간주하기도 한다. 음핵 오르가즘을 맛보지 못한 여성까지도 G-spot을 찾아내서 질 오르가즘을 달성할 수 있다. 어떤 성과학자들은 여성들이 질 오르가즘을 느낄 수 있을 뿐만 아니라 사정(ejaculation)도 한다고 주장한다. G-spot의 자극으로 오르가즘을 경험하는 10명의 여성 중 한 명은 스킨샘(Skene's glands : 요도 부근 점막에 있는 관상샘), 즉 요도벽 점액샘에서 사정액이 나온다고 한다. 오르가즘 직후 질에서 흘러나오는 액체는 소변이 아니라 소위 말하는 여성의 전립선(여성은 전립선이 없음)에서 나오는 분비물로 보고 있다. 실제 여성의 사정액의 화학 구성성분을 분석해본 결과 남성의 사정액과 동일성분인 전립선산(prostatic acid), 인산염, 포도당, 요소 및 크레아티닌 등이 함유되어 있었다.

지난 10년간에 걸쳐 G-spot에 관한 서적, 진동기, 장난감과 비디오 등이 많이 출시되어 주요 산업을 이루고 있다.

질액 분비의 다양성

발한과 동일한 과정으로 질벽에서 생성된 질 윤활액은 혈액이 골반부위로 흐르기 시작한 후 바로 분비된다. 어떤 질은 성적으로 흥분되었을 때 너무 젖어서 여성이 하의를 짜내야 할 정도가 되기도 한다. 또 어떤 여성들은 아주 적게 분비되기도 한다. 어떤 여성은 아주 젖어 있어도 성적으로 흥분되지 않은 경우도 있다. 질이 젖는 것은 생리단계에 따라 다양하게 나타난다.

따라서 여성의 성적 흥분수준을 질이 젖은 것만으로 측정하는 것은 어리석은 일이다. 남성들은 대개 윤활액이 여성의 흥분을 의미하고, 그 반대도 성립한다고 생각하고 있다. 이것은 사실이 아니다. 생리주기에는 항상 젖어있고, 다른 때에는 흥분 여부에 상관없이 분비액은 최소이다.

더욱 혼란스러운 것은 종종 흥분했을 때 외부는 건조하나, 내부가 아주 축축하다는 것이다. 어떻든 간에 질이 젖어있기 때문에 여성이 성교를 할 준비가 되어 있다는, 일반적인 실수는 범하지 말아야 한다.

여성을 성적으로 흥분시키는 육체적 자극

육체적 자극 시 여성이 어디를 어떻게 자극받기 원하는지 알고 있는 유일한 전문가는 파트너이다. 다른 사람이 무슨 말을 했든, 어떤 책을 읽었든, 다른 파트너와의 반응이 어땠든 간에 파트너가 색다른 것을 원한다고 말하면 주저 없이 그것을 하는 것이 좋다. 파트너가 무엇을 좋아하는지를 알아내는 최선의 방법은 파트너의 성기에 안내를 받는 것이다. 대부분의 경우 결코 이 방법을 사용하지 않는다. 이렇게 하면 여성이 자기의 섹시한 장소를 남성에게 알려주고, 그 부위를 어떻게 자극받는 것을 좋아하는지 말해줄 뿐만 아니라 알고 싶은 모든 질문에 대답해줄 것이다. 무엇보다 중요한 것은 두 사람이 같이 찾고 실험해보며 이야기를 나누는 것이다. 거의 절대적으로 확실한 몇 가지 원리를 제시하면 다음과 같다.

① 당신의 파트너와 지속적인 에로틱한 관계를 수립한다.

파트너에게 이야기하고, 경청하고, 아낌없는 찬사와 감사를 하는 것은 물론 애정 있는 터치를 해야 한다.

② 개인적인 위생에 유의한다.

예를 들면 손톱이 깨끗하고 잘 깎여있는지를 확인한다. 규칙적으로 면도와 샤워를 하고 이를 닦는다.

③ 천천히 느긋한 태도를 취한다.

드문 환경에서는 예외이지만 천천히 가는 것이 좋다. 남성들은 종종 너무 속력을 내려고 한다. 너무 빨리 시작하면 파트너가 흥미를 잃을 수 있다. 유명한 가수의 노래가사처럼 여성들은 '느린 손(slow hand)의 남자, 부드럽게 만지는(easy touch) 연인을 원한다'는 점을 상기할 필요가 있다.

④ 덜 민감한 부위에서 더 민감한 지점으로 이동한다.

다른 말로 표현하자면 흥분시키는 지점(hot spots)으로 바로 가지 말고 다른 곳에서 시작해 성감부위로 향한다.

⑤ **여성의 성기를 자극할 때에는 항상 윤활액을 사용한다.**

이것은 오럴섹스에는 적용되지 않는다. 혀는 스스로 윤활작용을 하기 때문이다. 그러나 손가락을 사용할 때에는 어떤 종류의 윤활액을 사용해야 한다. 타액은 질 분비물처럼 양호한 천연 윤활액이다. 그러나 항상 손쉽게 사용할 수 있도록 인공 윤활액을 준비해놓는 것이 좋다. 어떤 여성들은 무향의 마사지오일을 좋아하고, 어떤 여성들은 아스트로글라이드(Astroglide)나 KY jelly를 좋아한다. 여성이 좋아하는 것이 무엇이든 충분량을 사용하도록 한다.

⑥ 흥분지점에 있을 **때까지도 바로 가장 흥분시키는 부위로 가서는 안된다.**

다시 언급하지만 최소의 민감한 부위로부터 가장 민감한 부위로 옮겨 간다. 여성이 당신의 손을 음문에 갖다 대어도 그것은 가장 민감한 부위 인 음핵에 직접적으로 초점을 맞추라는 것을 의미하지 않는다. 음문은 클리토리스에 도달하기 전에 기분 좋게 자극할 수 있는, 많은 흥미있는 측면을 가지고 있다.

⑦ 바로 포기하지 말고 한동안 머무는 것이 좋다.

어떤 형태의 자극이 효과를 나타내면 다른 곳으로 즉시 옮기지 말아 야 한다. 만일 파트너가 모발, 입술, 발가락, 복부, 유방의 자극을 즐기고 있으면 파트너가 그로부터 어떤 쾌감을 실제 얻을 수 있도록 충분히 오 래 머무는 것이 좋다.

⑧ 더욱 격렬한 것을 할 때나 삽입을 할 때가 되면 여성에게 알리는 것 이 중요하다.

남성에게는 쾌감을 얻으나 여성이 준비가 되지 않아 생길 수 있는 많 은 추한 상황을 예방한다. 만일 남성이 준비되어 있지 않을지라도 파트 너가 즉각적인 성교를 원하거나 흥분지점으로 즉시 주의집중을 원할 때 는 룰을 파기하고 파트너가 원하는 것을 하도록 한다.

유방(breasts)

유방은 유선, 도관 그리고 그 주위를 둘러싼 지방으로 구성되어 있다. 젊은 여성들은 통상 유방에 지방의 비율이 더 낮으나 나이가 증가하면 서 지방이 증가한다. 유방의 독특한 사이즈와 모양을 만드는 것은 지방이다.

　유방은 흥분과 사랑의 장소로, 유방의 자극이 없으면 섹스는 정서적 요소가 없는 순수한 육체적 행위가 된다. 남녀의 관계에서 미리 상호동의가 되어 있지 않으면 여성의 유방이나 성기로 바로 가서는 안 되고, 그 방법을 좋아하는지 여부를 확인해야 한다. 우선 포옹과 키스로 시작한다. 유방을 만질 때는 유방만 만져서는 안 된다. 혀와 손으로 더 큰 부위를 만지다가 다른 곳으로 이동할 때 가끔 유방을 만진다.

　또한 유방에 집중할 때도 바로 젖꼭지를 만져서는 안 된다. 우선 유방 전체를 입술, 혀, 손으로 추적한 다음 약간 쥐거나 가볍게 압착한다. 유방은 민감하기 때문에 항상 가볍게 쥔다. 유방은 고환을 만질 때보다 더 거칠게 다루어서는 안 된다. 만일 여성이 더 강하게 만지기를 원한다면 요구대로 한다. 한 쪽 유방만 모든 주의를 집중해서는 안 된다. 다른 유방이 외로워한다. 그렇다고 50:50의 비율로 할 필요는 없으나, 각각 약간의 주의를 기울여야 한다. 만일 한 쪽에 입을 사용하면 다른 쪽은 손을 사용한다. 여성의 유방을 손과 입으로 자극할 동안은 물론, 입에 키스를 할 동안에도 손으로 자극을 계속해야 한다. 젖꼭지는 지나가면서 슬쩍 만지고 별안간 덮쳐서는 안 된다. 그 주위를 여러 번 애태워야 한다. 그러면 여성은 젖꼭지에 더 큰 자극을 원하게 된다. 젖꼭지에 집중하게 되면 서두르지 말 것을 다시 한 번 기억해야 한다. 이때는 손가락으로 젖꼭지를 문지르고 손가락으로 살짝 튀기거나 두 손가락 사이로 문지른다. 남성의 행동이 남쪽으로 이동할 때에도 유방을 완전히 잊어서는 안 된다. 민감한 유방을 가진 여성은 아래로 내려가 성기에 손가락을 사용하거나 성교를 할 때에도 유방의 자극을 즐긴다.

엉덩이(butt)

엉덩이도 즐거움을 주는 부위다. 엉덩이를 자극하는 것만으로는 오르가즘에 도달하지 않는다. 그러나 만지고 압박하고, 쓰다듬고 핥거나 빨면 놀라운 감각을 야기한다. 엉덩이가 다른 인체부위보다 부드러운 자극에 덜 민감할지라도 가벼운 터치는 좋은 느낌을 준다. 확고한 압력과 손으로 만지는 것에 대해서는 큰 수용이 가능하다.

남성은 실제 불쾌감의 야기 없이 파트너의 엉덩이를 움켜쥘 수가 있다. 또한 후방삽입 성교 시 파트너 엉덩이의 볼을 때리고 주무를 수가 있다. 이것은 양쪽 모두에게 놀라운 기분을 느끼게 한다. 어떤 이들은 엉덩이를 가볍게 맞았을 때 아주 흥분한다는 사실을 발견한다. 엉덩이 때리기(spanking)를 좋아하는 이들을 위한 특별한 채찍도 있다. 클리토리스나 질을 가지고 놀거나 유방을 핥고 빨고 있을 동안 엉덩이를 쥐어짜고 주무르는 것은 많은 여성에게 섹시한 자극이 된다. 엉덩이를 가볍게 깨무는 것도 많은 사람들이 즐긴다.

또 다른 인기 있는 방법은 엉덩이 사이에 접힌 곳을 한두 손가락으로 천천히 움직이며 가볍게 탐색하는 것이다. 손가락은 파트너가 좋아하는지 여부에 따라 항문을 만질 수도 있고 안할 수도 있다. 만일 손가락이 항문을 만지게 되면 손을 씻기 전에는 질에 삽입하지 않는 것이 중요하다.

여성의 성기 마사지(women's genital massage)

우선 여성은 등을 대고 눕는다. 파트너는 여성의 다리 사이에 앉는다. 이때 남성은 여성의 음문을 직접 볼 수 있다. 여성의 옆에 앉아서 한쪽 다리를 남성의 무릎 위에 올려놓을 수도 있다. 이 자세의 요점은 남성의 양 손이 여성의 음문에 잘 접근할 수 있을 뿐만 아니라 여성이 더욱 흥분하면서 음문에서 일어나는 변화를 잘 관찰할 수 있다는 것이다.

먼저 여성의 허벅지 안쪽을 어루만지기 시작한다. 이것은 여성을 이완시키고 흥분을 증대한다. 모순처럼 들리는 말이지만 이완감을 느낄수록 여성의 육체는 더욱 성적으로 흥분한다. 남성의 손가락에 1~2스푼의 윤활액을 바르고 음문과 항문 사이의 회음에서 시작한다. 윤활액을 묻힌 손가락을 음순을 통해 치구의 음모부위로 끌어올린다. 다시 윤활액을 발라 이것을 되풀이한다. 이때 여성의 클리토리스는 직접적으로 만지지 않는 것이 좋다. 이것을 피하는 것이 성흥분의 강화에 일조할 수 있다. 이때 전체 음문을 보고 소음순이 어떻게 자리 잡았는지와 색깔을 본다. 질의 입구를 관찰하며 마사지하는 정확한 지점의 변화를 확인한다. 사람들은 흥분될 때 음경이 팽창하는 것만 생각하나, 여성의 음문이 변한다고는 좀처럼 생각하지 않는다.

이어서 검지 끝에 윤활액을 발라 클리토리스에 바른다고 여성에게 말해준다. 여성의 신체구조에 따라 손가락으로 클리토리스의 덮개를 뒤로 젖히거나 덮개와 귀두 사이 공간으로 밀어 넣는다. 윤활액을 사용해서 클리토리스의 귀두를 부드럽게 원으로 돌린다. 이때 기분이 어떤지를 여성에게 물어본다. 더 가볍거나 더 세게 압박하기를 원하는지 확인한다. 다른 손의 손바닥이나 엄지로 질 입구의 하부와 회음을 밀어 움직인다. 이것은 충만감과 위안감을 느끼는 데 도움을 준다. 이때 여성은 외부 성기에 위안이 되는 압력을 받는다. 클리토리스를 마사지할 동안 회음부위에 손 전체를 사용할 수도 있다.

질 내부의 손가락 삽입

여성의 질에 한꺼번에 손가락을 다 넣어서 여성을 놀라게 해서는 결코 안 된다. 더욱 만족스러운 접근법은 한 번에 한 관절의 손가락을 부드럽게 넣어야 한다. 그것도 여성이 다리를 벌렸을 때에만 한해서 넣는다. 일단 손가락이 질 내부에 있기를 원한다는 신호를 받았을 때에 첫 관절까지만 밀어 넣는다. 더 이상 들어가기 전에 질 내부에서 육감적인 회전을 하면서 가볍게 밀어 넣는다. 만일 여성이 더 넣어달라는 신호를 보내면 중간 손가락마디가 도달할 때까지 손가락을 더 넣을 수 있다. 이 시점에서 여성은 계속되기를 원하거나 두 번째 손가락의 충만감이 추가되기를 원할 수 있다. 여성은 남성의 손가락으로 피스톤 운동(in-out motion)을 원하거나 질의 윗부분을 자극받기를 원한다.

만일 여성의 클리토리스 자극으로 좋은 결과를 얻었다면 다른 손의 손가락으로 질을 계속 탐색하는 동안 한 손가락으로 클리토리스를 계속 즐겁게 해주는 것이 좋다. 기타를 치듯 양손을 사용하는 것이다. 어떤 통계에 의하면 대다수 여성들은 두 개의 손가락을 사용하는 방법이 단순히 더 좋다고 응답했다.

G-spot 부위를 자극하는 공통의 방법은 한 손은 치구를 약간 누르고 다른 손가락 2개를 사용하여 손가락 끝은 11시 또는 1시 방향으로 질의 윗부분을 따라 G-spot을 자극하면 격렬한 기분을 느낀다. 그만하기로 할 경우 남성은 질 내에 손가락 2개를 넣어 충혈된 혈액의 얼마를 짜내는 데 도움이 되게끔 압력을 가한다. 여성의 음문에 수건을 덮고 주먹으로 가벼운 압력을 가한다. 성교로 전환할 경우 추가적인 울혈이 양쪽 모두에게 좋은 기분을 안겨줄 수 있다. 완전히 이완되고 성적 쾌감을 느꼈을 때 여성들은 다른 세계로 들어간다. 확실한 신음소리를 내거나 미소를 지을 수도 있다. 그러나 엉덩이를 들어 올리거나 비명을 지르는 것은 통상 오르가즘의 부분이 아니다. 이웃집에 귀마개를 줄 필요가 있는 여성들도 있다. 어떻든 간에 데시벨과 기쁨 간에는 상관관계가 없다고 한다.

치구 마사지하기

치구는 음순이 열리기 시작하는 바로 위, 음문의 정점에 있는 살로 된 마운드이다. 통상 여기에는 음모가 있다. 이것은 사춘기가 지난 후에야 비로소 면모를 갖추게 된다. 일반적으로 클리토리스로 직행하고 치구를 무시하기가 일쑤다. 어떤 여성들은 치구에 손끝으로 중등도의 압력을 가하거나 치구를 손끝으로 움직여서 자위를 한다. 어떤 여성은 파트너가 치구를 주무르거나 손끝으로 가볍게 두드리는 것을 즐긴다.

음순부위의 에로틱 마사지

여성의 성기엔 두 세트의 음순인 내부음순과 외부음순이 있다. 내부음순은 클리토리스의 귀두에 붙어있다. 에로틱한 마사지를 통해 내부와 외부음순에 많은 시간을 보내야 한다. 윤활액을 잔뜩 바른 후 큰 외부음순 하나에서 시작한다. 엄지와 검지를 음순 주위에 놓고 파트너의 음부 베이스를 힘 있게 쥔다. 그리고 손가락과 손끝은 음순의 하부에서 상부로 더듬듯이 이동한다. 파트너가 즐기는 한 이것을 되풀이한다.

또 다른 형태의 성기마사지는 엄지와 검지에 윤활액을 바르고 소음순을 쥐는 것이다. 조금만 압박하면서 여성의 몸으로부터 똑바로 잡아당긴다.

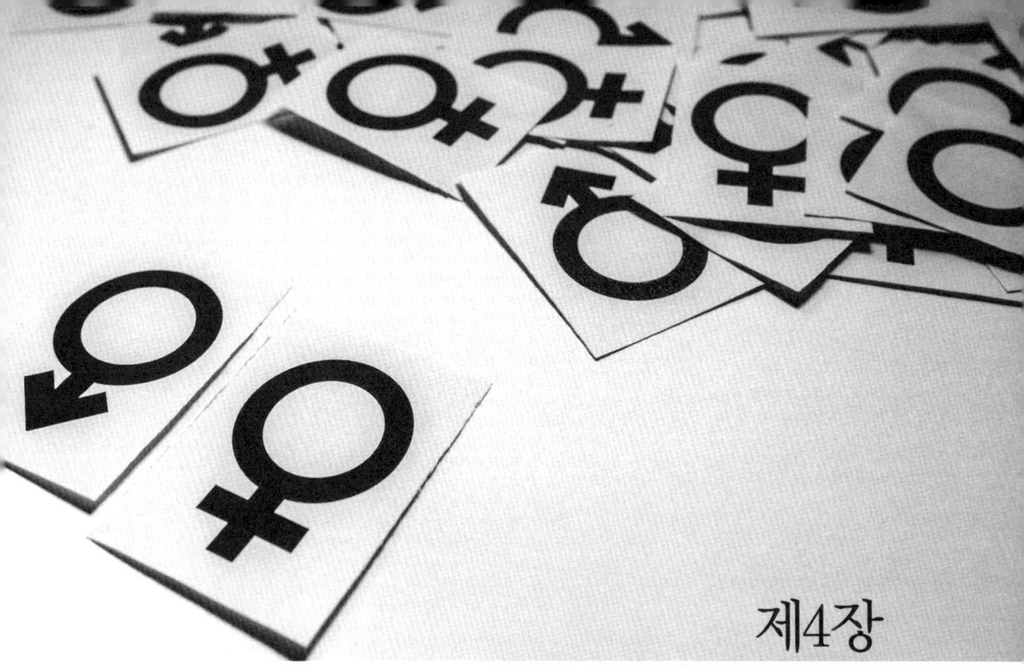

육체적 접촉의 중요성

- 스킨십은 소통의 방법
- 파트너와 애정을 나누는 다섯 가지 터치방식

제4장
육체적 접촉의 중요성

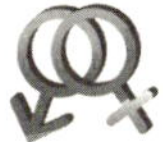

스킨십은 소통의 방법

육체적 접촉은 정서적 사랑(emotional love)을 소통하는 하나의 방법으로 오랫동안 알려져 왔다. 특히 어린이의 발육 면에서 두드러진다. 수많은 연구 결과 손을 잡거나 꼭 껴안고 키스를 받은 어린이는 육체적 접촉 없이 오랜 기간 방치된 어린이들보다 정서적인 생활이 더욱 건강하게 발달한다는 사실이 나타났다. 만지기(touching)는 유아에서 노년까지 인간에게 절대적으로 필요하다. 광범위한 인간과 동물의 연구에서 만지기가 없으면 동물은 어릴 때 사망하거나 아주 이상하게 성장하는 경향이 있고, 이것은 인간도 마찬가지이다. 어린이를 어루만지는 것의 중요성은 현대사회의 산유물이 아니다. 위대한 스승으로 알려진 예수는 어린이들을 어루만질 수 있게 그에게 데려오도록 하였다. 예수는 자신의 팔로 어린이를 안고 손을 몸에 대어 그들을 축복해주었다.

육체적 접촉은 부부간의 사랑(marital love)을 소통하는 강력한 매개체이다. 손을 잡고 키스하며 끌어안고, 성교하는 것은 자기의 배우자에게 정서적 사랑을 소통하는 방법이다. 어떤 경우에는 육체적 접촉이 없으면 사랑을 느끼지 못하기도 한다. 육체적 접촉이 있으면 정서적 탱크도 가득 채워져서, 배우자의 사랑에 대한 안정감을 느낀다. 그러나 성교는 육체적 접촉의 사랑의 언어에서 단지 하나의 특수한 언어이다. 통상 섹스라는 말은 성기와 성기의 접촉(genital to genital contact)의 이미지를 떠올리게 한다. 그러나 손과 입술은 통상 음경보다 활동적이다. 손과 피부의 접촉(hand to skin)은 물론 입술 대 피부(lips to skin)의 접촉은 성적 활동보다 더욱 명확하게 우위에 있다. 만일 만지기(touching)가 잘되지 않으면 더 이상의 활동은 진행될 수 없다. 보고에 의하면 많은 여성들이 남성이 만지고 키스하기를 좋아하지 않으면 그와 섹스를 하고 싶은 생각이 들지 않아 행위를 즉시 중단한다고 한다. 성행위 중에도 손은 통상 바쁜 일을 한다. 좋은 연인(good lover)이 되길 원하면 터치를 잘 하는 것이 아주 중요하다.

터치는 모든 종류의 일을 수행할 수 있다. 인간에게 알려진 최고의 위안방법 중 하나인 손을 잡고 껴안는 일은 패배감을 느낄 때, 망가지거나 나쁜 일이 일어났을 때 문제를 해결하지는 않지만 기분이 나아지게끔 도움을 준다.

터치는 아주 좋은 대화의 촉진제이기도 하다, 어떤 사람이 어려운 일을 이야기하고 있을 때엔 손과 팔을 잠깐 터치하면 대화를 계속하는 데 도움을 줄 수 있다. 또한 위기에 처할 때 사람들은 거의 본능적으로 서로를 껴안는다. 위기가 닥쳤을 때 배우자에게 할 수 있는 가장 중요한 일은 사랑을 전달하는 것이다. 배우자의 일차적 사랑의 언어가 육체적 접촉이라면, 아내가 울고 있을 때 안아주는 것보다 더 중요한 일은 없다. 이때 말을 하는 것은 큰 의미를 나타내지 못한다. 그러나 육체적 접촉은 당신이 돌보고 있음을 나타내는 의사소통이 될 수 있다. 당신의 부드러운 터치는 위기가 지나간 후에도 오래 기억될 것이다.

파트너와 애정을 나누는 다섯 가지 터치방식

인간은 정말로 육체적 접촉을 필요로 한다. 연구 결과 건강한 터치는 불안증을 감소시키고 슬픔을 진정시켜 경감하고 좌절감을 감소시킨다. 건강한 친교관계에서 터치와 성 활동은 통합이 쉽게 이루어진다. 당신이 주고받는 터치 타입의 다양성과 균형을 증가시키고 인식을 확대해 육감적인 성적 쾌감을 풍요롭게 할 수 있다.

① 애정적 터치(affectionate touch)는 옷을 입고 따뜻하게, 호의적으로, 부드러운 터치를 하는 것으로 꼭 껴안기, 키스하기 그리고 손잡기를 말한다.
② 육감적 터치(sensual touch)는 옷을 벗고 껴안고, 즐겁게, 아늑하게, 편안하게 진정시키는 것으로 포옹은 하나, 성기 터치는 하지 않는다.
③ 유희 터치(playful touch)는 안락하고 안전하게 비성기와 성기부분을 혼합하여 터치한다. 섹스는 성인들의 건강한 유희로 볼 수 있다.
④ 에로틱 터치(erotic touch)는 손과 입을 사용하여 서로 비비는 것으로 오르가즘까지 야기할 수 있다.
⑤ 성교 터치(intercourse touch)는 음경과 질의 연결과 결속을 나타낸다.

남성들이 터치할 때 너무 빠르고 거칠다고 불평하는 여성이 많다. 대부분의 사람들에게 사랑과 지지, 친밀과 이해를 전달하는 터치는 부드럽고 느려야 함을 기억해야 한다. 이와 같은 다섯 가지 타입이 서로의 관계에 얼마나 기여하고 있는가를 평가한 후 향후 공유하기 원하는 각 터치의 형태 비율을 정한다. 이 방법의 목표는 인체 감각을 찾아내어 쾌감을 증가시키고 건강한 성적 반응의 이완된 흐름을 방해하는 장애를 극복하는 데 있다. 이와 같은 육감적인 터치는 성적으로 흥분하지 않고서도 쾌감을 느낄 수 있다. 이것을 실행하기 위해서 편안한 장소를 선택하여 옷을 벗고 이완할 수 있도록 스스로 준비한다. 알몸의 파트너 등을 15분간 즐겁게 해준다. 유방과 성기를 제외한 여성의 앞면을 15분간 기쁘게 한다. 이와 같은 터치는 긴장을 이완하기 위한 마사지가 아니라 이완과 함께 위안을 주고 육감적으로 쾌감을 주는 데 그 목적을 두고 있다.

부부의 성적 스타일을 선택하는 데 가장 중요한 이슈는 정서적인 친교의 양과 성행동의 중요성이다. 정서적인 친교는 개인적 자기노출과 감정이입의 정도와 질에 좌우된다. 성적 친교는 성교 이외에 애정적, 육감적, 유희적, 에로틱 터치를 포함한다.

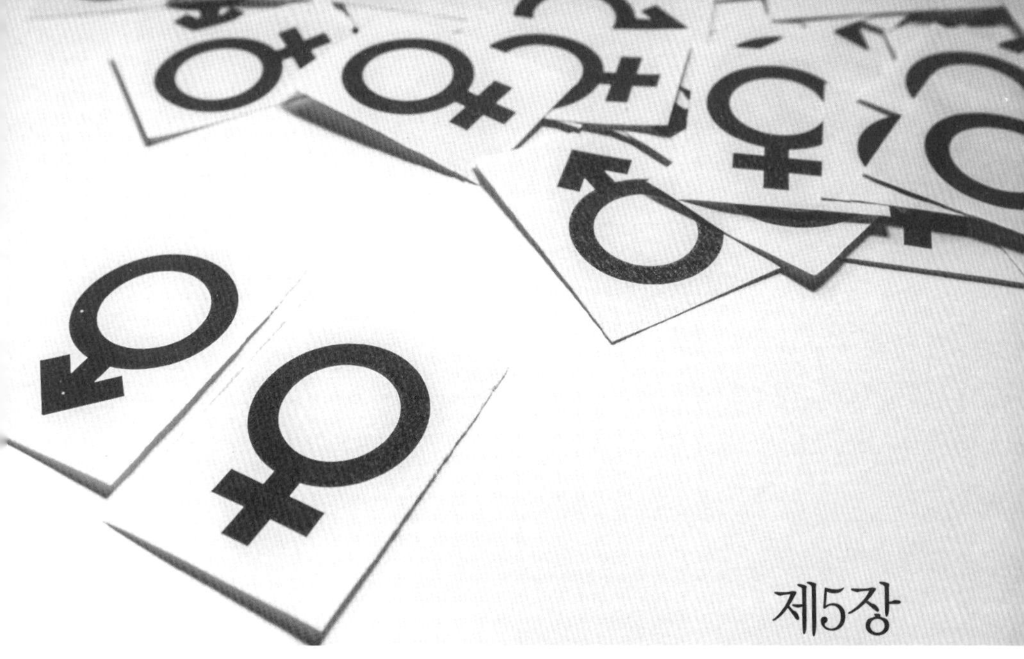

섹스는 최고의 의약품

- 섹스와 웰빙
- 장수(longevity)
- 체중 감소, 전반적인 피트니스
- 젊은 모습 그대로
- 보다 높은 젊음의 호르몬 농도
  (DHEA, 에스트로겐 및 테스토스테론) 유지
- 면역기능의 증대
- 잠재적 암 대적제
- 보다 나은 성적, 생식적 행동
  1. 수정률(fertility)
  2. 생리경련의 경감
  3. 건강한 전립선
  4. 숙면(better sleep)
  5. 통증 경감
  6. 편무통 경감
  7. 우울증의 치료
  8. 행복감(happiness)
- 규칙적인 성 접촉시 여성의 건강혜택 요약
- 규칙적인 성 접촉시 남성의 건강혜택 요약

제5장
섹스는 최고의 의약품

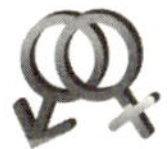

섹스와 웰빙

건강한 성 활동과 육체적 건강과의 연관성에 대한 많은 연구가 행해졌으나, 대부분 성병과 원치 않는 임신을 포함한 성 활동의 잠재적 위험에 집중된 경향이 있다.

배우자와의 사려 깊은 성 활동이 장수와 면역기능, 기쁨, 통증관리, 성적 생식건강을 증대시켜 웰빙을 개선한다는 연구는 아직 일반인에게 덜 알려져 있지만, 이러한 연구 결과에 따르면 성 활동이 현재 사망의 두 가지 주요 원인인 심장질환과 암의 예방조치가 될 수 있다고 한다.

장수(longevity)

1950년대 미국의 알프레드 킨제이가 발표한 성 활동에 대한 중요한 연구에 의하면 섹스는 스트레스를 감소시키고, 성생활을 충실하게 하는 사람들은 불안, 폭력, 적개심이 더 적어진다고 보고하였다.

현재의 연구에서도 육체적 접촉은 옥시토신(oxytocin) 호르몬을 증가시켜 신뢰감을 올리고 만성스트레스 호르몬인 코티솔의 농도를 저하시킨다는 사실이 입증되고 있다. 연구자들은 252명을 대상으로 수명에 영향을 미치는 중요한 생활양태 인자를 결정하기 위하여 25년간 이상 추구조사(cohort follow up)를 실시하였다. 그 결과 남성의 경우 성교 빈도는 장수에 현저하게 영향을 미친다는 사실이 예견되었으나, 여성은 그렇지 않았다. 이 연구 결과는 성교, 쾌감, 장수 간에 긍정적인 연관성이 있음을 제시하고 있다.

1976년 〈정신신체의학〉에 발표된 연구는 여성이 오르가즘에 도달할 수 없으면 심장에 부정적인 영향을 미친다고 결론 내렸다. 이 연구에서 여성의 불만족의 큰 두 가지 원인은 남성의 발기부전과 조루에 기인한 것이다. 따라서 성적 건강은 한 개인의 문제만이 아니고 양쪽의 만족감과 전반적인 건강에 영향을 미친다는 사실을 기억하여야 한다.

2001년 추구조사에서 1주에 3회 또는 그 이상 섹스를 하는 남성은 심장마비 또는 뇌졸중의 위험을 감소시켰다. 하루에 사과 하나를 먹으면 의사를 멀리 할 수 있다는 말처럼 하루에 1회의 오르가즘에 도달하면 심장질환을 멀리할 수 있을 것이다.

체중 감소, 전반적인 피트니스

1회의 성교는 약 200칼로리를 연소시킨다. 이것은 30분 동안 힘차게 달리는 것과 동일한 양이다. 대부분의 부부는 사랑행위를 하는 데 평균 24분 가량을 소모한다.

오르가즘 동안에는 옥시토신의 영향에 의해 혈압이 2배로, 그리고 심박동도 2배로 증가한다. 성교시에는 골반, 허벅지, 엉덩이, 팔, 목, 흉부의 근육에 수축이 일어난다. 따라서 성교는 지금까지 고안된 어떤 운동기구보다도 훌륭한 것으로 간주된다.

젊은 모습 그대로

규칙적인 오르가즘은 외형을 더 젊게 보이게 하는 데 도움을 준다.

어떤 연구에 의하면 스트레스가 없는 관계에서 1주에 3회 사랑을 나누면 신체 나이가 10년 더 젊어진다고 한다. 광범위한 연구 결과 외형을 젊게 보이게 하는 것에 유전은 단지 25%만을 차지하고, 나머지는 행동에 기인한다. 실제 나이보다 7~12세 더 젊게 보이는 '최고의 동안(super young)'들 가운데 젊은 외형과 가장 강력한 상관관계를 가진 것 중 하나는 활동적인 성생활이다. 이들은 최소 1주에 3회의 섹스를 한다고 보고한다.

또한 여성들의 성적 활동은 인체 성장호르몬의 분비 유발에 일부 도움을 주기 때문에 젊은 모습을 유지하는 데 도움을 준다. 성적 활동은 또한 전신에 산소를 공급하고 순환을 증대시켜 피부에 영양소 흐름을 증대시킨다.

보다 높은 젊음의 호르몬 농도(DHEA, 에스트로겐 및 테스토스테론) 유지

세계적인 행동내분비학의 권위자는 규칙적인 섹스를 즐기는 여성들은 이따금 섹스를 하거나 전혀 섹스를 하지 않는 여성들보다 혈중 에스트로겐 농도가 현저히 높다는 것을 보고하였다. 에스트로겐의 혜택은 건강한 심혈관 유지, 나쁜 콜레스테롤 저하, 좋은 콜레스테롤의 증가, 골밀도 증가 그리고 피부를 매끄럽게 한다.

성 활동으로 영향을 받는 또 다른 중요한 호르몬은 DHEA이다. 오르가즘 전 인체의 DHEA 농도는 정상보다 수배로 상승한다. DHEA는 뇌기능을 개선하고 면역시스템의 밸런스를 유지하며 조직을 원상태로 되찾는다. 아울러 건강한 피부를 촉진하고 심혈관계의 건강을 개선한다.

테스토스테론은 규칙적인 성 활동을 통하여 증가된다. 테스토스테론은 뼈와 근육을 증가시키고 건강한 심장과 뇌에 유익한 효과를 나타낸다. 테스토스테론의 농도가 저하된 사람에게 알츠하이머 질환 위험은 2배나 높다. 테스토스테론 농도의 저하는 성욕 저하와도 깊은 연관성이 있다.

면역기능의 증대

오르가즘은 감염증과 싸우는 면역세포를 20%까지 증대시킨다는 보고가 있다. 규칙적인 성 활동을 갖는 사람들은 면역시스템을 증대시키는 항체인 면역 글로불린 A(IgA)를 3분의 1 더 높은 수준으로 유지함으로써 감기 및 인플루엔자와 싸우는 데 도움을 줄 수 있다.

한 연구에서 임신기간 동안 파트너와 오럴섹스를 하는 여성들은 혈압이 위험한 상태로 상승하는 자간전증(preeclampsia)으로부터 고통을 덜 받는 경향이 있다는 것을 보고하고 있다.

잠재적 암 대적제

한 연구에 의하면 나이가 20~50세 사이에 있는 남성들은 종종 사정을 할수록 전립선암이 발현될 경향이 낮게 나타났다.

또 다른 연구에서 20대 남성들은 1주에 5회 이상 사정을 함으로써 전립선암에 걸릴 확률을 3분의 1까지 감소시킬 수 있다고 한다.

연구자들의 견해에 의하면 성적 표현은 여성, 남성 모두에게 흥분과 오르가즘과 연관된 옥시토신(oxytocin)과 DHEA의 농도를 증가시켜 암의 위험을 감소시킬 수 있다.

1989년의 연구에서 성 활동의 빈도를 증가시키면 아기를 전혀 갖지 않은 여성 가운데 유방암 발생의 감소와 상관성이 나타났다. 또한 고도로 위험한 유방암은 한 달에 한 번 이하의 드문 성교, 섹스파트너의 부족과도 상관성을 가지고 있다.

보다 나은 성적, 생식적 행동

연구에 의하면 남성 파트너와 1주에 최소 1회의 성교를 가지는 여성들은 독신 여성 혹은 가끔 섹스를 하는 여성보다 더욱 규칙적인 생리주기를 갖는 경향을 나타낸다. 또한 1주에 최소 3회의 성 활동에 종사하는 여성들은 더욱 규칙적인 주기를 가지고 있다. 여성, 남성 모두에게 성적, 생식적 건강은 그들의 성 활동에 의해 영향을 받는다.

1. 수정률(fertility)

빈번한 성 활동은 생리패턴을 조절함으로써 수정을 증대시킨다.

2. 생리경련의 경감

1,900명 여성의 9%가 생리경련을 경감시키기 위해서 3개월 이내에 자위경험이 있다고 언급했다는 보고가 있다.

3. 건강한 전립선

전립선염을 가졌던 독신남성에서 보다 빈번하게 자위를 한 30% 이상은 그들의 증상이 현저하게, 또는 중등도의 개선을 보였다고 한다. 빈번한 사정은 전립선의 만성 비세균성 감염을 예방하는 데 도움을 준다.

4. 숙면(better sleep)

성적 해소는 잠을 자게 하는 데 도움을 준다. 오르가즘은 진정제로 작용하는 옥시토신과 엔도르핀엔 분비를 야기한다. 대부분의 여성들이 아는 바와 같이 남성들은 종종 섹스를 한 후 바로 잠을 잔다.

5. 통증 경감

연구 결과 오르가즘은 어떤 형태의 통증을 치료하는 데 도움을 준다고 한다. 또한 규칙적인 오르가즘을 통하여 여성들은 목의 통증으로부터 관절염에 이르는 질병으로 고통을 받을 때보다 높은 동통역치(pain threshold)를 가지게 되는 것으로 나타났다. 오르가즘 직전에는 옥시토신 호르몬의 농도가 정상보다 5배나 더 분비된다. 이것은 통증을 경감시키는 엔도르핀을 유리한다. 섹스는 월경 전 증후군(PMS)의 통증을 감소시키는 에스트로겐의 생성을 촉진한다.

여성의 질 내 흥분의 스위치인 G-spot 부위를 부드럽게 누르면 40%까지 동통역치를 상승시킬 수 있고, 오르가즘 동안 여성은 110%까지 더 많은 통증을 견딜 수 있다. 뇌의 영상연구에서 최고의 흥분 기간 동안 뇌의 심부에 있는 통증제거중추가 활성화된다는 것이 판명되었다. 뇌의 이 부분에서 나온 시그널이 엔도르핀과 스테로이드(corticosteroid)를 유리하도록 인체에 명령을 내린다. 이와 같은 화합물은 상이한 원인의 통증을 일시적으로 마비시키는 데 도움을 준다. 또한 이 부위가 활성화되면 진정작용을 나타내기 때문에 불안증을 감소시킨다.

6. 편두통 경감

연구 결과 오르가즘을 가지면 편두통의 통증을 경감시키는 데 도움을 준다는 사실이 밝혀졌다. 편두통의 경감에 도움을 주는 오르가즘은 처방 약물만큼 확실하지는 않지만 훨씬 신속하게 작용하고, 가격이 더 싸며 부작용이 더 적을 뿐만 아니라 더 많은 즐거움을 주는 이점을 가지고 있다.

7. 우울증의 치료

오르가즘은 또한 항우울작용을 가지고 있다. 규칙적인 성 활동을 하는 사람들은 우울증을 더 적게 경험한다. 이것은 오르가즘의 빈도가 하나의 이유가 된다. 오르가즘은 변연계(limbic system)의 세포로부터 쾌감을 주는 화학물질을 분비시키는 것으로 알려져 있다. 따라서 고도의 성 활동은 우울 및 자살의 위험과 발생을 저하시킨다.

8. 행복감(happiness)

16,000명을 대상으로 성 활동과 행복감의 수준을 평가한 결과, 넉넉한 은행 산고보다 침실에서의 성 활동 을 더 가지는 편이 더 많은 행복감을 준다는 사실이 밝혀졌다. 성교를 1개월 1회에서 1주에 1회로 증가시켰을 때의 행복감은 오만 달러의 수입이 추가로 생겼을 때와 동등한 행복감을 준다. 경제학자들은 오래 지속되는 결혼은 연간 십만 달러의 추가 수입으로 생성된 행복감과 동등하나, 이혼한 사람은 6만 6천 달러어치의 행복감이 감소한다고 추정하고 있다. 결혼생활을 잘 관리하면 많은 돈을 저축하는 효과가 생기는 것이다.

규칙적인 성 접촉시 여성의 건강혜택 요약

- 더욱 규칙적인 생리주기
- 기억력 양호
- 방광조절 양호
- 스트레스 감소
- 젊음 촉진 호르몬(DHEA) 증가
- 체중조절 – 섹스는 30분당 약 200칼로리 연소(요가는 114, 록 댄스는 129, 걷기(6km/h)는 153, 웨이트 트레이닝 153)
- 기분 양호
- 통증 경감
- 젊은 외형 유지
- 테스토스테론 및 에스트로겐 증가 등

규칙적인 성 접촉시 남성의 건강혜택 요약

- 심박동 가변성의 증대(심장건강 및 조용한 마음의 증후)
- 심혈관 기능의 개선(1주 3회 성교는 심장마비와 뇌졸중의 위험을 50% 감소)
- 고농도의 테스토스테론 유지(뼈와 근육 더욱 강화)

- 전립선 기능 개선
- 수면 개선 등
- 결론적으로 섹스의 건강유용성은 호르몬 분비 촉진, 엔도르핀 분비 증가(만족감과 행복감 증대), 긴장완화와 진정작용, 면역계 증강, 두통과 관절염 경감에 도움이 된다. 따라서 섹스는 최고의 예방 치유의 약품으로 볼 수 있다.

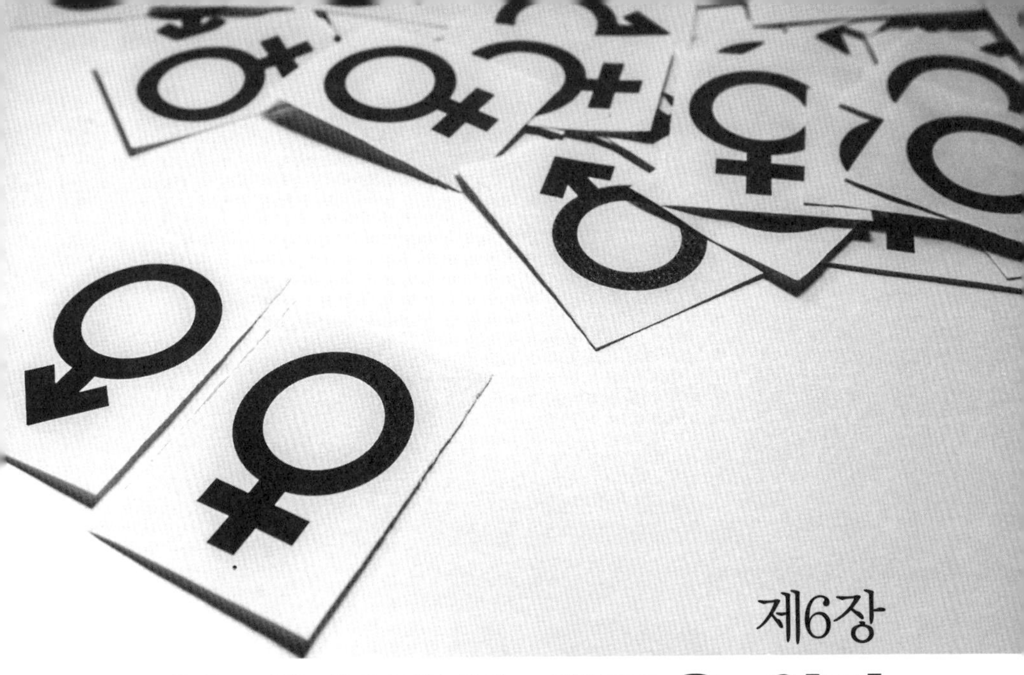

성 윤활액의 새로운 일견

- 질 보습과 성 윤활제의 중요성
- 에스트로겐의 역할
- 질 건조증(vaginal dryness)
- 성 윤활제의 장단점 평가
- 윤활제의 사용 대상

제6장
성 윤활액의 새로운 일견

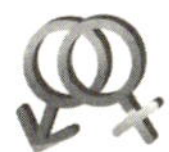

질 보습과 성 윤활제의 중요성

- 질 보습과 성 윤활제의 중요성

 섹스는 하나님이 주신 지상 최고의 선물이다. 그러나 훌륭한 성생활은 노력 없이 이루어지지 않는다. 25세의 젊은 여성은 성적 흥분시 약 1분 이내에 질 윤활액이 분비되나, 갱년기 여성은 15분 혹은 그 이상이 소요되기 때문에 성교시 통증이 야기되어 성욕을 상실한다. 여성은 40대 이후가 되면 질 분비액이 저하되어 성교시 불쾌감을 가질 수 있다. 이런 현상은 40대 중후반까지 진행되어 질의 건조감과 성교통으로 인한 섹스 기피현상을 부른다. 폐경기 이후 질 점막은 위축되어 질의 건조감(dryness)은 더욱 심해진다. 남녀 공히 20세에서 40세까지 성교 횟수는 점차적으로 감소하여 40세 이후에는 그 속도가 가속화된다. 여성의 경우 30대 후반에는 1년에 약 60회의 섹스를 하게 되나 10년 후에는 그 빈도가 절반으로 줄어든다. 빈번한 섹스로부터 어쩌다 한 번 하는 섹스로 사이클이 전환되면 여러 가지 문제점이 야기된다.

마스터즈와 존슨의 연구에 의하면 질 보습과 성 윤활액의 양은 성교 횟수와 연관성을 가지고 있다. 여성호르몬인 에스트로겐의 농도 감소에 따라 질 분비물도 감소한다. 규칙적인 성적 흥분은 에스트로겐 보충제를 사용하지 않더라도 농도 감소를 예방할 수 있게끔 한다. 여성의 실제 나이가 60세라 하더라도 1주에 약 2회씩 규칙적인 성적 흥분을 경험하고 있다면 질의 윤활액은 자연스럽게 유지된다는 사실이 입증되었다. 딜도(dildo)와 진동기(vibrator)를 사용할 때에도 성적 흥분이 야기되기 때문에 질 윤활액의 분비가 촉진될 수 있다. 성적 흥분은 그 원인과 무관하게 질(vagina)을 포함한 골반장기에 혈류를 촉진시켜 질분비능을 온전하게 유지해준다. 딜도를 사용하면 질 표면의 약화를 막아주어 금욕 기간 후 파트너와 섹스를 재개할 때 나타날 수 있는 통증을 예방하는데 큰 도움을 준다.

결국 규칙적인 섹스는 질의 건강을 촉진시켜주기 때문에 성 윤활액은 섹스시 대단히 중요한 의미를 가지고 있다. 이러한 의미에서 여성들은 성 윤활제(sexual lubricants)의 사용을 주저하지 말고 전향적인 자세로 적극 활용하여 성의 즐거움을 누리는 것이 좋디.

에스트로겐의 역할

에스트로겐은 전신의 세포 수용체에 작용하여 생물학적 작용을 나타낸다. 여성의 인체에서 에스트로겐에 대한 민감한 조직은 약 400개 이상으로 심장, 혈관, 뼈, 뇌, 피부, 질, 방광, 유방과 머리털 등에 젊음의 샘으로 작용하여 여성성을 유지하는 데 도움을 준다. 음핵, 음문(외음부), 질과 자궁의 기능은 에스트로겐의 지원에 좌우된다. 만일 에스트로겐의 분비가 저하되면 여성생식기계의 위축성 변화를 야기하여 성적 흥분과 쾌감의 유효성에 악영향을 미친다. 특히 질(vagina)은 에스트로겐 저하 시 첫 번째로 증상을 야기한다. 에스트로겐이 감소함에 따라 골반의 혈류공급이 저하된다. 이것은 질 점막을 얇게 하고 점액생성의 감소를 초래한다. 그 결과 질 보습이 감소되고 윤활액이 저하되어 질 건조감을 느낀다. 폐경 후에도 예방적 조치를 취하지 않으면 이와 같은 변화는 더욱 극심하게 된다. 마침내 질은 탄력성은 물론 두께의 90%까지 손실을 가져온다. 만일 질이 얇아지고 탄력이 소실되어 더 짧아지면 섹스를 시도할 경우 극심한 통증이 야기된다. 주로 폐경 후 에스트로겐 부족으로 인한 외음부의 변화는 느리고 포착하기가 어렵다. 외음부의 대음순과 소음순을 덮는 피부는 얇아지고 비탄력적이다. 외음부 아래의 지방조직은 소실되고 음순은 오그라든다. 음모도 더 적어지고 외음부 건조증은 심한 가려움이 야기된다. 클리토리스는 혈류공급의 감소로 인하여 신경섬유의 기능이 더 적어져서 자극에 덜 민감하게 된다. 결국 에스트로겐의 농도가 저하되면 골반혈류가 저하되어 질 혈류도 감소함으로써 윤활액의 분비가 저하된다. 여성의 40~60%가 이와 같은 질 윤활액의 감소를 경험하고, 40대 초반에는 대부분 성적 윤활액의 감소를 인지한다.

윤활액의 변화는 폐경기의 최초 전구증상의 하나인 동시에 윤활액의 결핍은 폐경 후 가장 빈번한 성적 문제의 하나이다. 따라서 질 건조증을 사하라 사막이나 마른 옥수수 껍질 또는 무용지물로 표현하고 있으며,

성교시 통증을 야기하기 때문에 주요한 성 억제제(sexual inhibitor)로 간주되고 있다.

질 건조증(vaginal dryness)

건강 전문가에 의하면 18~29세 사이 모든 여성의 50% 이상과 모든 폐경기 여성의 80%가 질 건조증을 경험한다고 한다. 대부분의 경우 질 건조증의 직접적인 원인은 여성호르몬인 에스트로겐 농도의 저하에 기인한다. 질 건조증은 임신시 또는 출산 후, 그리고 35세부터 약 15년간 에스트로겐의 농도가 저하되는 주변갱년기(perimenopause) 또는 폐경기에 들어갈 때 야기된다. 또한 육아, 생리주기 변화, 피임, 불임약물, 자궁절제술, 피로, 스트레스 및 격렬한 운동시에도 에스트로겐의 농도가 감소한다. 질 건조증의 악순환은 질 건조증인 경우 성교시 통증이 야기되면 성욕이 저하되고, 그 결과 성교 횟수가 감소됨으로써 질 조직의 윤활액이 감소하여 질 건조증이 야기된다.

질 건조증을 경감시키는 방법으로는 질 강화운동의 하나인 케겔운동과 더불어 1일 8잔의 수분섭취를 증가시키면 골반부위에 혈액순환이 증대되어 질 보습을 올리는 데 도움이 된다. 그리고 질 부위의 탈수를 증가시키는 알코올과 카페인을 피한다. 또한 질 건조증을 증가시키는 항히스타민제와 이뇨제의 복용을 삼간다. 그리고 규칙적인 성교(1개월 3회 또는 그 이상)는 질 조직에 혈류를 증가시켜 질의 산도, 탄력성과 보습을 유지한다. 이와 같은 방법과 병행해 개인용 질 윤활제를 사용하는 것이 바람직하다.

에스트로겐 크림은 질 건조증에 처방되기도 한다. 에스트로겐 크림의 장점은 질 점막을 통통하게 하고 윤활문제를 해결함과 동시에 통증을 해결한다. 단점으로는 성교 전 윤활제로 사용이 불가하고 효과가 없다는 것이다. 에스트로겐은 질벽 흡수가 탁월하기 때문에 에스트로겐 의존성의 암을 증가시킬 수 있다.

성 윤활제의 장단점 평가

국내에 시판되는 대부분의 질 윤활제는 미끄럽기만 하면 된다는 식의 배합, 인터넷 섹스숍에서 끼워주는 제품으로 인식되고 있다. 더구나 질 윤활제는 늙은 사람이나 액이 말라버린 사람들만 사용하는 것으로 생각하여 젊은 사람들은 사용을 주저하는 경향이 있다. 그러나 선진국의 경우 20~50세 사이 부부의 92%가 질 윤활제를 사용함으로써 섹스의 질(sex quality)을 배가시킬 뿐만 아니라 질 윤활액 사용자의 60%가 성적 쾌감이 증가되었다는 보고가 있다.

여성의 질은 얼굴보다 더 섬세한 조직으로 되어 있기 때문에 고품질의 질 윤활제를 사용할 필요가 있다.

타액은 상점에서 판매되지는 않지만 탁월한 성 윤활제이다. 타액은 수용성이며, 저알레르기성이고, 향이 없기 때문이다. 먼저 타액을 사용해보고 효과가 좋지 않으면 더욱 미끄러운 것을 사용하면 된다. 이때에는 수용성 기제 윤활액을 사용하는 것이 좋다. 베이비오일, 미네랄오일, 핸드

크림이나 바셀린과 같은 오일기제 제품은 결코 사용해서는 안 된다. 콘돔의 라텍스를 용해시키기 때문이다.

대부분의 실리콘 윤활액은 수용성 기제이기 때문에 콘돔에 사용할 수 있다. 그러나 실리콘 윤활액은 시트에 얼룩을 남길 수 있다. 글리세린이 함유된 윤활액은 타 윤활제보다 더욱 미끄럽기 때문에 빠른 효과를 나타낸다. 칸디다 감염증이 있거나 면역 저하자, 당뇨병 환자는 글리세린을 함유하지 않은 성 윤활제를 사용한다. 코코넛오일은 분자량이 적어 질벽에 잘 흡수가 되기 때문에 섹스시 좋은 식물성 기름이지만 올리브오일은 분자량이 커서 질벽에 흡수가 되지 않아 가랑이에서 악취를 나게 한다.

개인용 윤활제를 사용할 때는 수분기제, 수용성 및 정상적인 질액과 동일한 약산성의 제제를 사용하는 것이 바람직하다. 이와 같은 약산성의 유지는 어떤 유해세균, 특히 칸디다균의 성장을 억제시킨다. 수분기제 윤활제는 물세척이 용이하고, 끈적거리지 않으며 콘돔과 사용할 때에도 안전하다는 이점이 있다. 반면 바셀린 기제 제품은 점조성이 높고 물에 잘 용해가 안 될 뿐만 아니라 질벽에 부착하여 질 감염증의 증후를 은폐시키고 유해세균이 증식할 수 있는 장소를 제공한다는 점이다. 또한 라텍스 재질의 콘돔과 피임기구를 손상시켜 안전한 피임에 실패를 하게 하는 단점이 있다. 안전한 섹스가 즐거운 섹스로 이어진다는 것을 명심해야 한다.

윤활제의 사용 대상

질 윤활제는 남녀의 성관계시 새로운 수준의 성적흥분을 원하는 사람

누구나 사용이 가능하다. 성 윤활제는 부부로 하여금 고수준의 성감과 성적 쾌감을 느끼게 한다. 또한 성 윤활제는 안전한 섹스를 더욱 즐겁게 만든다.

갱년기 전후에 질 건조증으로 고통받는 여성에게 성 윤활제는 윤활제로서 뿐만 아니라 보습제(moisturizer)로도 사용이 가능하다. 또한 피임중인 여성, 출산, 육아, 모유 수유시에도 성 윤활제는 도움이 되며, 기타 피임제나 다른 약물 복용시, 마라톤 섹스, 항암제 복용의 경우, 핸드섹스, 자위 및 항문 성교시, 섹스토이 사용시 등에 사용할 수 있다.

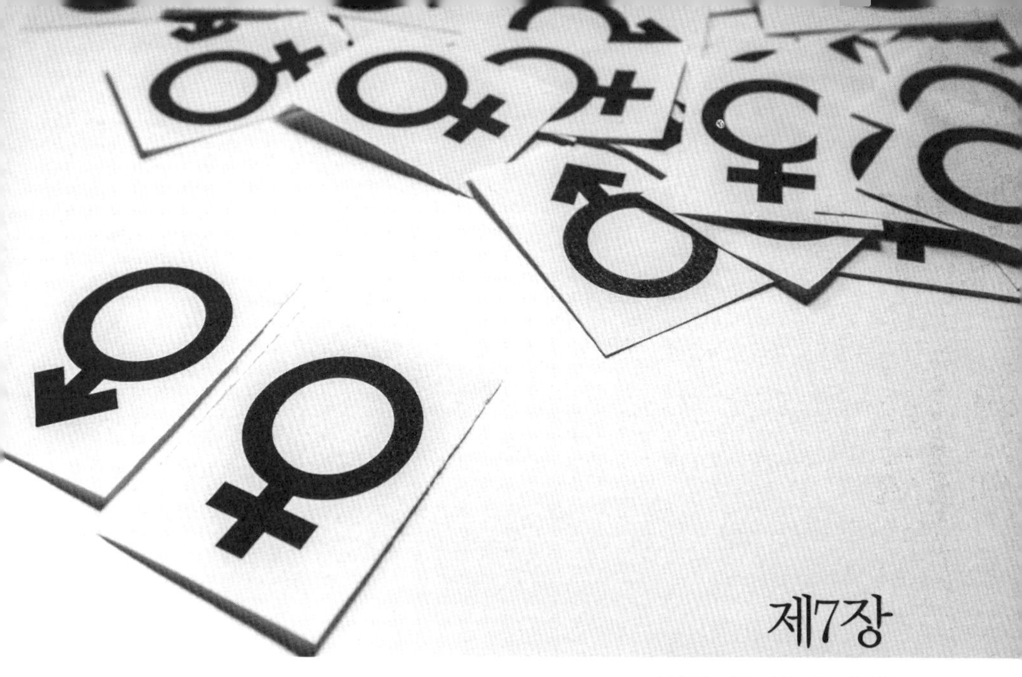

섹스토이

- 인류의 소중한 발명품

제7장
섹스토이

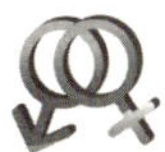

인류의 소중한 발명품

어떤 사람들은 지난 130년간 가장 중요한 발명품이 백열전구라고 주장하는 반면, 어떤 이들은 진동기(vibrator)라고 말한다. 사람들은 종종 진동기와 딜도를 혼동한다. 진동기는 윙윙거리는 낮은 진동음을 내며 성기 내부에 삽입하기보다 성기의 표면에 머물도록 하는 기구이다. 딜도는 음경의 모양을 하고 있으며, 음경의 대체목적으로 사용되고 있다.

대부분의 딜도는 진동기처럼 진동하지 않고 질 내에 충만감을 주고 피스톤 운동을 하게끔 고안되었다. 외음부의 음순 사이를 아래위로 미끄러지듯 이동하는 데 사용되기도 한다. 배터리로 작동하는 진동기는 딜도로 사용되기도 한다. 어떤 여성들은 음경 대신 사용하는 반면, 진동기의 진동부분이 통상 끝부분에 위치해 질 내 깊숙이 삽입하기가 곤란해 진동부위를 음핵에 대어 쾌감을 느끼기도 한다. 대부분의 남성들은 섹스토이를 사용하는 파트너와 아무런 문제점이 없고, 오히려 완전히 흥분상태에 빠지곤 한다. 어떤 남성들은 애인이 자기보다 진동기나 딜도를 선호하지 않을까 걱정하기도 하고, 파트너가 자신의 것보다 더 큰 딜도를 선택하지 않을까 고민하기도 한다. 여성은 완전히 딜도 플레이를 조절할 수 있기 때문에 자신에게 더 잘 맞는 제품을 고를 수 있기 때문이다. 여성이 진동기에 익숙해지면 그것만 원하게 될 것으로 오해하기도 한다. 만일 신경이 쓰인다면 매달 1주일간 진동기 사용을 쉬는 기간을 설정하는 것도 좋을 것이다. 딜도가 필요한 것은 단단함의 문제이다. 여성이 단단한 음경을 원하는 데에도 불구하고 남성의 것은 늘 단단하지는 않으며, 원하는 만큼 오래 지속할 수가 없다. 자동차의 바퀴처럼 2~3년 주기로 교환할 수도 없다.

배우자의 음경이 정신 내지는 몸 상태에 맞는 최선의 크기와 모양이 아닐지라도 아내는 죽음이나 이혼으로 헤어지지 않는 한 배우자의 곁에 있을 것이다. 다행히 아내는 사랑하는 남성을 버릴 필요 없이 딜도를 구입할 수 있다. 딜도 사용시 주의할 점은 아무리 질이 젖어있을지라도 삽입 전 딜도와 자신에게 윤활제를 발라야 한다는 것이다. 딜도가 실리콘으로 만들어졌다면 실리콘 기제의 윤활액을 사용해서는 안 된다. 실리콘 재질을 용해시킬 수 있기 때문이다.

딜도는 매번 사용 후 깨끗이 씻고 잘 건조시켜야 한다. 만일 잘 세척하지 않으면 딜도 표면의 구멍에서 세균이 성장할 수 있기 때문에 재사용시 문제가 발생할 수 있다. 또는 딜도를 과산화수소로 소독하거나 알코올로 문질러도 된다. 딜도를 항문에 사용했다면 질에 사용하기 전 비누와 물로 반드시 세척해야 한다.

딜도를 피스톤 운동에 반드시 사용할 필요는 없다. 어떤 여성은 손가락이나 진동기를 사용할 동안이나 파트너가 항문에 주의를 기울이고 있을 때 질 내부에 딜도가 머무르기를 좋아하기도 한다. 실제 진동기를 오럴섹스와 병용하면 더욱 육감적으로 즐길 수 있다. 남성이 혀 밑에 작은 진동기를 두고 혀끝으로 파트너의 음핵을 터치하는 것이다. 여성의 음핵에 젖은 키스를 하면서 딜도를 질에 부드럽게 넣고 피스톤 운동을 하면 보다 충만하고 만족스러운 쾌감을 얻을 수 있다.

진동칫솔도 중요한 역할을 할 수 있는 새로운 품목이다. 음핵을 자극하는 데 완벽한 진동주파수를 줄 수 있기 때문이다. 기억해야 할 것은 칫솔 면이 아니라 칫솔의 뒷면을 사용해야 한다는 점이다.

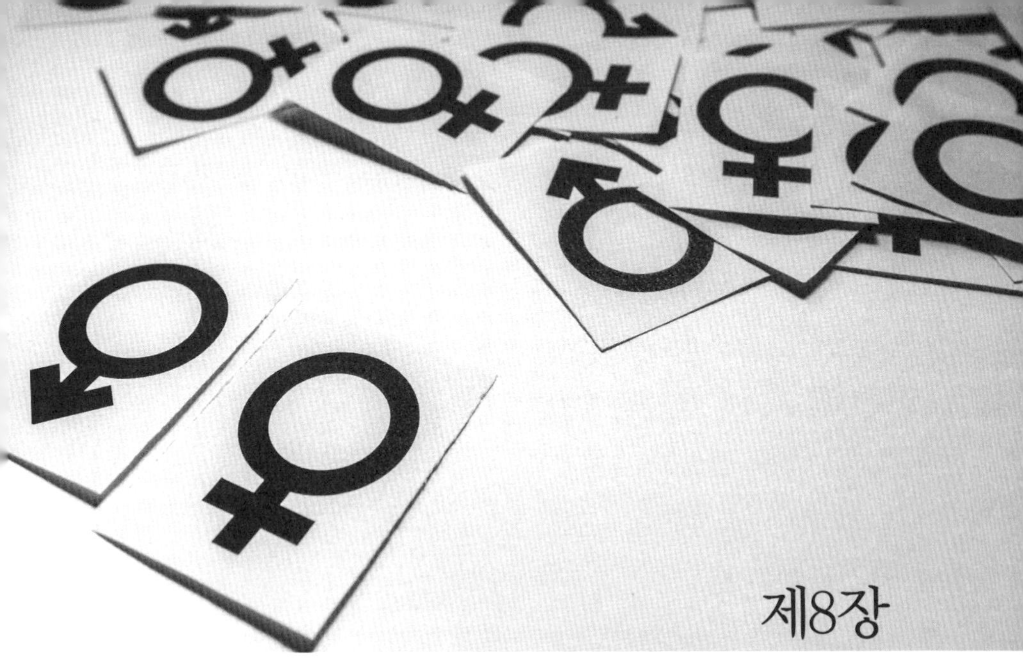

60세 이후의 사랑과 섹스

- 노후생활의 성 활동(later-life sexuality)
- 노인 여성(older women)
- 폐경 후 변화의 치료
- 노인 남성(older men)
- 질병과 섹스(illness and sex)
  1. 심장질환(heart disease)
  2. 고혈압(hypertension)
  3. 뇌졸중(stroke)
  4. 당뇨병(diabetes)
  5. 암(cancer)
  6. 관절염(arthritis)
  7. 요통(backache)
  8. 스트레스성 또는 급박성 요실금(stress of urge incontinence)
  9. 파킨슨병(Pakinson's disease)
- 노인의 성 피트니스(sexual fitness)
- 사랑행위의 새로운 패턴
  (new patterns of lovemaking)

제8장
60세 이후의 사랑과 섹스

노후생활의 성 활동(late-life sexuality)

우리는 수명 혁명의 소용돌이 속에서 살고 있다고 해도 과언이 아니다. 지난 세기에 인류는 30년의 생명을 추가로 얻었다. 이것은 5,000년의 인류 역사기간동안 보다 더 큰 성취로, 한국을 포함한 선진국에 사는 사람들의 대부분은 60세에 도달하고도 20~30년의 추가수명을 기대하게 되었다. 또한 의료의 발전으로 추가수명 기간의 노후건강이 개선되면서 양호한 삶을 유지할 수 있게 되었다. 현재 필요한 것은 노화가 무엇을 의미하는가에 대한 사고의 전환이다. 먼저 생각해야 할 중요한 영역은 아마도 사랑과 섹스에 대한 태도일 것이다. 지금까지 노인들의 섹스는 터부시 되어 왔다. 최근에는 이것을 일반적인 삶의 현실로 수용되는 경향을 보인다.

미국의 상원이원 로버트 돌(Robert Dole)과 같은 공인이 전립선암과 연관된 자신의 발기 문제를 공개적으로 토론하면서 이를 해결하기 위한 조치의 계기를 마련했다. 특히 현대의학의 경우 성문제의 진단과 치료가 계속해서 개선되고 있다. 일례로, 노인의 발기부전을 치료하기 위한 선택은 작고 푸른 알약, 즉 비아그라가 시장에 출현하면서 지난 수년 동안 극적으로 증가되었다. 현재 10여 종 이상의 신약이 여러 단계의 임상시험 중에 있으며 '생활증대(life enhancement)' 또는는 '생활양태약물(lifestyle drugs)'로 불리며 거대시장 진입을 기다리고 있다. 남성의 발기부전 치료에 대한 진전은 노인 여성들의 성 활동에도 초점이 맞추어지고 있다. 여성의 수명도 연장되면서 남성들보다도 더 큰 시장을 형성하기 때문이다.

추가 30년의 수명을 어떻게 하면 최대한 잘 이용할 수 있을까? 한 가지 방법은 60세 이후의 사랑과 섹스가 더 이상 놀라운 일이 아니라는 것을 인정하는 데 있다. 인생의 만족감의 핵심인 성적 친밀감은 서로를 위한 애정의 필수 불가결한 부분인 동시에 삶의 현실이다. 미국의 경우 매일 6,000명의 인구가 60세를 맞이하고 있다. 노년의 정의는 변하고 있다. 오늘날의 70세는 더 이상 칠순 노인이 아닌, 지난 세기의 50세 정도의 중년으로 간주되는 것이다.

하리스 여론소사에 의하면 응답자의 14%만이 호적 나이가 노년의 최선의 지표라고 대답하고 있다. 그 대신 41%가 노년이 시작되는 최고의 증거는 육체적 능력의 저하라고 꼽았다. 이와 같은 정의에 의하면 양호한 건강을 가진 사람은 젊음을 좀 더 길게 누리고, 반면 질병에 걸린 사람은 더 빨리 노인이 된다. 그러나 많은 젊은 사람, 중년을 포함해 노인들마저도 노년의 지속적인 성적 흥미와 능력의 전망에 대해서는 아주 일관적으로 부정적이다. 많은 이들은 단순히 중년 말기와 노년 초기에 이미 게임이 끝난다고 생각한다. 그러나 연구 결과 비교적 건강한 노인들은 노년 말기까지도 섹스를 종종 즐길 수 있다는 사실이 입증되고 있다. 더구나 성적 문제점을 가진 사람들은 의학의 도움을 받을 수 있다. 섹스와 성 활동을 통하여 중년, 노년을 강화할 수 있는 경험을 실현하고 쾌감을 느낌과 동시에 보상감을 얻을 수 있다.

미국의 경우 자기도 모르게 쓰는 문구로 노인 남성들을 음탕한 노인(dirty old man), 늙은 바보(old fools), 늙은 난봉꾼(old goats) 등으로 표현하곤 한다. 노인 여성들은 또한 한결같이 성 감각이 없거나 성적 매력이 없는 것으로 묘사되고 있다. 이와 같은 대부분의 조크는 노인 남성의 발기부전과 노인 여성의 추함을 비꼰다. 일반적인 성 활동에 대한 잘못된 정보로 성욕은 나이와 더불어 자동적으로 쇠한다고들 생각한다. 성욕이 40대 혹은 그 이전에 저하되기 시작하여 곧장 하강하고 60~65세 사이에 바닥을 친다고 믿는 것이다. 따라서 노인 여성이 섹스에 흥미를 가지거나 색정을 나타내면 종종 정서적인 문제로 고통 받는 것으로 간주하게 된다. 만일 명확하게 올바른 정신 상태에서 성적 활성상태에 있게 되면 그 노인 여성은 '성욕 과잉'으로 불릴 위험에 처할 뿐 아니라 보다 친절하게 표현하자면 잃어버린 청춘에 감상적으로 집착한다고들 말한다. 또한 젊은 사람에게는 색욕(lust)으로 불리는 것이 노인 남성에게는 부적절한 정서적 타락인 호색(lechery)으로 비쳐진다.

노인 남성들은 성적 혐의의 대상자로 인식되기도 한다. 심지어 단순한 애정도 오해 받을 수 있다. 노인 남자가 자기 자신의 손자 이외의 다른 어린이, 심지어 친구의 손자에게 단순한 온정을 보여도 성적인 행동으로 비쳐지기도 한다. 그러나 범죄통계에 의하면 어린이 추행(child molesting)은 실제 20, 30대의 젊은 남성들에 의해 훨씬 많이 발생한다.

노년의 성과 노인을 향한 시선은 어찌하여 그렇게 부정적인가? 이와 같은 태도의 대부분은 늙어가고 또한 죽어가는 우리들 자신의 두려움에 기인한 자연적인 결과이다. 노인이기 때문에, 피부색과 성별로 차별받듯 노인차별(ageism)이라는 편견이 생긴다. 노인차별은 노인에 대한 고정관념, 즉 노인들은 엄격하고, 싫증날 정도로 말이 많고, 역량이 부족하고 쓸모가 없으며, 사회적 가치가 거의 없다고 무조건 간주한다. 이런 태도는 과거사에 기원한 것으로, 20세기 초중반까지도 평균수명이 47세로 노년까지 살아남은 사람의 수가 약 3%로 적고 성적 활동이 가능할 만큼 건강했던 사람의 수는 더욱 소수에 지나지 않았던 지난날의 문화에서 비롯한다. 그러나 오늘날 평균수명은 76세 이상이고, 65세 이상의 비교적 건강한 사람의 수가 많아졌다. 따라서 65~74세까지의 나이 기간을 '이른 노년(early old age)' 그리고 75세 이상을 '늦은 노년(later old age)'이라는 용어를 사용한다.

실제 100세 이상의 인구도 점점 증가하고 있다. 이 중 많은 사람들이 아직도 활동적이다. 그러나 사람들은 아직도 노년의 일반적인 이미지를 허약하고 노쇠한 것으로 간주하곤 힌다. 특히 남성은 평생 동안 육체저 수행능력을 강요당하곤 한다. 남성다움은 육체적 위업과 동일하게 취급되어 왔다. 노인들은 그들의 성적 수행능력의 빈도와 정력을 젊은 남성들과 비교하며 그들 스스로를 판단하고 또 비교 당한다. 그러나 이런 비교는 섹스의 정서적 품성과 경험에 가치를 부여하지 않은 것이다. 본질적으로 왕성한 기력을 표준으로 측정하면 노인 남성들은 열등감을 느끼게 된다. 그 결과 발기시 시간이 걸리거나, 발기가 되지 않거나, 섹스의 쾌감이 떨어지는 것과 같은 최초 변화의 증후를 느끼면 곧 공포감에 사로잡히게 된다.

여성들은 수행능력 측면에서는 압박을 덜 받는다. 그러나 그들 또한 육체의 변화에 걱정한다. 여성들은 질 근육의 힘 저하로 음경을 붙잡는 힘이 줄어든다. 또한 질의 크기도 변하고 윤활액이 감소함에 따라 질 건조증의 문제가 야기된다. 어떤 여성들은 성교시 불쾌감과 통증을 경험하기 시작하고, 이것을 없애는 방법을 알고 싶어 한다.

또한 파트너가 없는 사람들은 불사용(disuse)의 결과로 그들의 성적 능력이 완전히 소실되지 않을지 걱정한다. 불행히도 나이가 들면 과부와 홀아비가 될 가능성이 증가한다. 그 결과 일시적으로 발기불능이 되는 홀아비증후군(widower's syndrome)이 나타나고, 배우자의 갑작스러운 사망으로 인하여 공허감과 외로움을 느끼는 상태인 과부 또는 홀아비 쇼크가 야기된다. 또한 많은 노인들은 젊은 사람들만이 아름답다는 만연된 생각을 그들 스스로 믿고 있다. 즉, 여성의 모발이 회색으로 변하고 피부가 변하며 젊은 시절의 단단함과 유연함이 소실되어 자신을 비매력적으로 보는 경향이 강하다.

어떤 사람들은 섹스를 쾌감보다는 출산의 도구로 보기도 한다. 이유가 어떻든 간에 자신이 선택했다면 섹스 없이도 행복하고 만족스러운 삶을 영위할 수 있다. 반면 섹스를 즐기는 노인들은 격려와 지원은 물론 만일 문제가 발생하면 필요한 정보, 정확한 진단 그리고 적절한 치료를 받을 수 있다.

성인은 40세, 50세 또는 60세가 지난 후에도 실제 섹스에 흥미와 흥분을 느낄 수 있는가? 노인들 스스로가 '그렇다' 는 것을 입증하고 있다.

때문에 에스트로겐에 의해 합병될 수 있는 간 문제를 가진 여성들에게
특히 유용하다.

질 에스트로겐 크림(vaginal estrogen cream)은 폐경 중 그리고 후
에 많은 여성들이 경험하는 질 건조증과 탄력손실을 해결하기 위해 질에
직접 적용한다. 이것의 주목적은 성교를 더욱 편안하게 하는 데 있다. 크
림 중의 에스트로겐은 혈류를 통하여 인체 다른 부위로 흡수될지라도
소량에 지나지 않는다. 그러나 요로계 감염증에 대해 보호하는 효과가
있다. 질 건조증을 제거하고 윤활액을 회복하기 위하여 에스트로겐 크
림을 사용한다면 적어도 성교 한 시간 전에 적용해야 한다. 이렇게 하면
호르몬이 몸에 흡수될 기회를 주기 때문에 성교시 파트너에게 에스트로
겐에 노출될 가능성을 감소시킬 수 있다.

에스트로겐은 남성의 유방사이즈의 증가 및 타 부작용을 야기할 수
있다.

– 여성이 복용한 비아그라의 효과여부

2000년 5월, 거의 600명의 여성을 대상으로 최초로 대조연구를 시행
한 결과 비아그라는 위약(placebo)에 지나지 않았음이 밝혀졌다. 비아그
라 사용 전 연구대상 여성들의 주요 호소는 성욕 및 흥분 저하, 오르가
즘 달성 불가 그리고 성교시 통증이 심한 질 건조증이 포함되었다. 비아
그라는 성기에 혈류를 증가시키지만 성 반응을 개선시키지는 못한다. 연
구자들은

여성의 성기능 부전은 남성들의 것보다 더욱 복잡하기 때문이라는 결
론을 내렸다. 여성들이 흥분에 관한 문제점을 말할 때 종종 성기흥분으
로부터 정신적 흥분까지 다양한 것에 대하여 말한다. 남성들은 주로 발

기능력을 강조하는 반면, 여성들은 흥분과 오르가즘에 대한 육체적 능력과 파트너와의 관계, 개인적인 심리를 포함한 광범위한 관심사를 합쳐서 표현한다. 이와 같은 모든 것이 여성의 성적 반응에 필요한 '정신적 세트(mental set)'를 형성한다. 그러나 어떤 비뇨기과 전문의는 두 가지 그룹의 여성들, 즉 항우울제의 부작용으로 인한 성욕 저하를 경험하고 있는 여성과 질 건조증, 고통스러운 성교 및 오르가즘에 도달할 능력이 저하된 폐경 후 여성에서 비아그라의 유익성이 나타날 수 있다는 것을 피력한 바 있다.

- 폐경기의 대체치료법

여성호르몬 대체요법은 위험인자 또는 부정적인 육체적 반응 때문에 모든 여성들이 사용할 수 없다. 어떤 사람들은 폐경기는 자연적 현상이기 때문에 의료문제로 고려해서는 안 된다는 확신을 가지고 있다.

천연의 폐경기요법제 중 각광받는 것으로는 비타민E(1일 용량 400~800IU)가 있다. 비타민E는 열성 홍조의 빈도와 중증도를 감소시키는 데 유용하기 때문이다. 또한 비타민B6(1일 50~200mg) 투여는 감정의 불안정, 성욕손실, 우울, 정신집중력의 저하와 같은 다양한 폐경기 증상에 대하여 도움을 줄 수 있다.

승마(black cohosh)는 위장장해, 두통, 현기증, 체중증가를 포함한 부작용을 가지고 있을지라도 열성홍조에 좋은 효과를 나타낸다. 또한 승마는 혈압을 저하시킬 수도 있다.

인삼은 에스트로겐 유사작용을 나타내는 화합물을 함유하기 때문에 폐경기 요법제로 오랫동안 명성을 얻고 있다. 그러나 인삼은 혈당을 저하시킬 수 있기 때문에 당뇨병 약물을 복용하는 환자에게 위험을 야기할 수 있다. 알팔파, 아마인, 체리, 참깨씨와 같은 식품은 식물성 여성호르몬을 함유하고 있다.

예방적 조치는 포화지방식을 줄이고 칼슘과 섬유식을 적절히 섭취하는 것이다. 규칙적인 운동, 알코올 섭취의 적절한 제한, 금연도 도움이 된다. 질 건조증과 불쾌감을 경험한다면 수용성의 단순환 윤활제(KY jelly, Astroglide)를 성교 직전에 질에 사용해본다.

질 건조증을 야기하는 약물로는 항우울제, 항히스타민제, 비충혈제거제 등이 있으며, 이들은 질의 점막을 건조시킬 수 있다. 실제 모든 여성의 3분의 1이 성교동안 윤활제를 규칙적으로 사용하고 있다고 한다.

노인 남성(older men)

남성에게 가장 먼저 나타나는 성적 변화는 그들의 성기관이 젊었을 때만큼 신속하게 반응하지 않는다는 점이다. 그러나 노화 단독으로는 성적 장해가 야기되지 않는다. 정력(potency)은 성교에 대한 남성의 성적 능력이다. 임포는 성행동을 충분히 실행할 수 있는 일시적 또는 영구적인 발기불능으로 현재는 보다 적절한 표현인 발기부전(ED)으로 불리고 있다. 통상 노인들은 젊은 사람보다 발기에 시간이 더 오래 걸린다. 성적 자극 후 몇 초 이내 반응이 오던 것이 몇 분 걸리는가의 문제로 변한다. 설령 발기를 하더라도 이전만큼 크고, 곧고, 단단하지도 않게 된다. 기억해야 할 중요한 포인트는 성적 흥분을 촉진하고 유지하기 위해서는 종종 음경을 스스로 혹은 파트너에 의한 손 자극이 필요하다는 것이다. 또한 비디오와 같은 시각적 자극도 도움이 될 수 있다. 사정하기 전에 나타나는 윤활액(쿠퍼샘의 분비활동)은 남성이 나이가 들어감에 따라 감소하거나 완전히 소실된다. 정액(semen)의 양도 감소하여 사정의 필요성이 감소한다.

젊은 남성은 매 24시간마다 3~5ml의 정액(약 1티스푼)을 생산하나 50세 이후의 남성들은 2~3ml을 생산한다. 이것은 사랑행위시 결정적인 장점이 될 수 있다. 사정압력이 감소한다는 것은 노인 남성이 사정을 보다 용이하게 지연시킬 수 있어 더 오래 성교를 할 수 있기 때문이다. 이와 같은 점은 자신의 즐거움을 연장할 수 있을 뿐만 아니라 파트너의 오르가즘(쾌감)의 가능성을 증가시킬 수 있다는 것을 의미한다.

오르가즘의 경험은 나이와 더불어 다소 차이가 생기기 시작한다. 젊은 사람들은 사정 직전에 스스로를 더 이상 조절할 수 없을 때 수초간의 쾌감을 느낀다. 사정이 야기됨에 따라 강력한 수축력을 느끼고, 정액은 음경의 끝에서부터 1~2피트 거리로 운반될 수 있는 힘으로 분출된다. 그러나 노인의 경우는 사정 전 인식기간이 더 짧아지거나 그런 기간이 전혀 없어지기도 한다. 일반적으로 오르가즘 자체는 덜 폭발적이고, 이 경우 정액은 더 짧은 거리로 방출되며, 수축력은 덜 힘차게 된다. 또한 젊은 남성은 통상 오르가즘 후 수분 내에 또 다른 사정을 할 수 있으나, 노인은 일반적으로 수 시간에서 수일까지 긴 시간의 기간을 기다려야 한다. 노인은 사정 후 발기가 신속히 소실되어 음경이 질에서 빨리 빠져나오게 되기도 한다.

60세 이상의 어떤 남성들은 정액 생성의 감소 때문에 1주에 한두 번의 사정으로 만족하지만 다른 사람들은 더욱 활성적인 경우도 있다. 또한 노인 남성들은 사정을 지연함으로써 몇 번이고 다시 발기가 될 수 있기 때문에 계속적인 성교를 통하여 쾌감을 느낄 수 있다.

70대 남성의 60%까지는 아직도 수정이 가능하다. 수정은 90대에도 지속된다. 수정력은 발기력과 무관하다는 점이 중요하다. 또한 남성들의 성에 대한 흥미, 또는 성욕에 대한 최근 연구에 의하면 건강한 남성에서 성욕은 나이와 더불어 평균적으로 아주 약간만 감소한다. 더구나 성욕은 실제 발기능력이 소실된 남성에서까지도 반드시 변하지는 않는다. 남성호르몬인 테스토스테론의 감소는 나이와 더불어 아주 점차적으로 감소한다. 평균 남성들은 25세를 기준으로 매년 순환하는 테스토스테론 농도의 약 1%씩 소실된다. 남성은 늙어감에 따라 최초 성교 후 다시 발기가 되려면 오랜 시간을 필요로 한다. 이것은 아주 빈번한 질환인 동맥경화로 인하여 영양, 산소 및 혈액공급의 감소와 연관성을 가지고 있다. 결국 남성은 질병에 걸리면 인체의 통합시스템인 순환기계, 내분비계(호르몬) 그리고 중추신경계 등 모든 기능을 저하시키는 역할을 한다.

우리의 부모세대는 인생 후반부에 섹스를 즐기는 것은 결코 꿈도 꾸지 못했을 뿐만 아니라 대부분은 그리 오래 살지도 못했다. 여성의 경우 성교의 즐거움은 더 긴 수명과 상관성을 가지고 있다.

1970년대 듀크대학의 연구 결과 남성에서도 성교의 빈도와 사망률의 저하간의 상관관계를 발견하였다.

영국 의학저널 〈BMJ〉에 발표된 새로운 연구에서는 빈번한 섹스를 가지는 남성은 이른 나이에 사망할 가능성이 더 적다는 사실이 밝혀졌다. 또 다른 장기연구에서는 1주에 섹스를 2회 또는 그 이상 하는 남성들의 사망위험은 1개월에 1회 이하의 섹스를 가지는 남성과 비교시 50%가 저하되었다. 결국 100세의 생일날에 다음과 같은 의사의 처방을 받을 수 있다는 농담도 있다.

① 매일 저지방식을 먹는다.
② 1주 3회 운동한다.
③ 매일 1회 항산화제 비타민과 미네랄을 복용한다.
④ 1주 최소 2회 성교를 한다.

질병과 섹스(illness and sex)

일반적으로 갑자기 발생하거나 중증인 급성질환은 성 활동에 직접적인 영향을 미친다. 이와 같은 환경에 처한 사람들은 에너지가 적거나 없고, 성감에 대한 관심을 잃는다. 그러나 일단 질병의 급성단계가 끝나면 대부분의 사람들은 다소 느리게 혹은 더 신속하게 성 활동을 재개할 수 있으나, 만일 회복시간이 길어지거나 또는 질병이 만성화되면 문제가 야기될 수 있다.

1. 심장질환(heart disease)

45~60세까지의 남성들은 이 나이군의 여성들보다 거의 3배의 심장질환위험이 있다. 그러나 60세 이후에는 남녀 간의 발생률이 거의 같아진다. 일반적으로 폐경 후 여성들은 에스트로겐 농도의 감소 때문에 점차적으로 심장질환에 더 잘 걸리게 된다. 심장마비(heart attack)환자는 '복상사(death by orgasm)'로 알려진 공로 인해 생명에 위험을 초래할

수 있다는 생각 때문에 섹스를 완전히 포기하게 된다. 이와 같은 사망은 그러나 극히 드물다.

1990년 초 하버드 의과대학에서 800명 이상의 남녀를 대상으로 한 연구에서 이미 심장마비가 있었던 사람 가운데 섹스도중 심장마비가 일어난 경우는 100만 명 중 단지 2명에 지나지 않았다는 사실이 밝혀졌다. 또한 5,500명의 관상동맥 사망자를 대상으로 한 대규모의 연구에서 섹스와 연관된 것은 1% 이하였으며, 이들 중 대부분은 스트레스가 많은 혼외정사와 관련이 있었다. 따라서 성 활동은 특별한 위험이 없다고 볼 수 있다. 최근 연구 결과 종종 전문인들이 적절한 충고를 주지 않기 때문에 많은 부부들은 심장마비 후 모든 성 활동을 중단하거나 감소시킨다는 사실이 밝혀지고 있다. 그러나 많은 의료당국자는 성 활동을 재개하기 전 8~14주의 대기기간을 통상 적절한 양의 시간으로 보고 있다. 자기 자극, 또는 상호간의 자위는 성교의 대체수단으로 더 빨리 시작할 수 있다.

부부의 성행위시 걸리는 시간은 통상적으로 10~16분이다. 섹스에 사용되는 산소는 시간당 2분의 1마일을 빠르게 걷는 것과 거의 동일하다. 성 활동시 평균 심장박동 수는 1분간 90~160회 사이인데, 이것은 가벼운 운동에서 중등도 육체활동에 상응하는 수준이다. 수축기 혈압은 120mmHg에서 240 이상으로 2배나 증가된다. 호흡속도는 1분에 16 또는 18회에서 약 60회까지 상승한다. 이와 같은 생명징후(vital signs)는 일부분 성교체위 때문에 여성에서보다 남성에서 약간 더 증가한다.

남성이 심장문제를 가지고 있으면 남성의 운동을 감소시키기 위하여 남성과 여성이 서로 옆으로 누운 측위의 성교를 하거나 여성상위의 체위를 취하는 것이 좋다. 그리고 섹스를 포함하여 다양한 형태의 운동을 할 동안에 흉통을 경험하는 경우가 있다. 이 경우 성 활동 바로 직전에 통증을 감소시키고 순환을 개선하기 위하여 나이트로글리세린(nitroglycerin)과 같은 관상동맥 확장제를 복용하게 된다. 이때 비아그라는 결코 사용해선 안 된다는 것을 기억해야 한다. 또한 성교가 없는 성적 흥분만으로도 생명징후에 영향을 미친다는 것을 알아야 한다. 즉, 성적 해소가 되지 않고 흥분이 지속되면 심리적인 좌절감을 야기하여 육체에 나쁜 효과를 미칠 수 있다. 결론적으로 대부분의 경우 심장마비 후에 섹스를 삼가야 할 이유는 적고, 계속해야 할 이유는 더 많다는 것을 기억할 필요가 있다.

사랑행위의 기간 동안 잠재적인 스트레스를 경감하기 위해서는 첫째, 친숙하고 사려 깊은 파트너를 가질 것. 둘째, 식사 후 또는 알코올 섭취 후 세 시간 혹은 그 이상을 기다릴 것. 셋째, 방의 온도를 적절히 유지할 것. 넷째, 충분한 수면을 취하고 아침 무렵 등 이완된 시간을 선택할 것 등이 있다. 만일 사랑행위 중 긴장감과 불안감을 느끼기 시작하면 다시 시작하기 전 몇 분 동안 심호흡을 하거나 단순히 중단하면 된다.

2. 고혈압(hypertension)

고혈압을 가진 대부분의 사람들의 경우 섹스는 안전하다. 왜냐하면 많은 고혈압 환자는 심장기능에 현저한 장해를 야기하지 않기 때문이다. 일반적으로 평균 중등도의 고혈압을 가진 사람은 성적으로 스스로 제한할 필요가 없다. 식이, 육체적 운동, 체중조절 그리고 적절한 약물요법으로 고혈압을 잘 조절해야 한다. 만일 아주 중증의 고혈압 환자는 성 활동을 변경하는 것이 최선일 수 있다. 고혈압을 치료하지 않은 남성들의 3분의 1이 발기부전(ED)을 가지고 있다는 보고가 있다. 이것은 고혈압 자체에 기인한 것이 아니고, 오히려 동맥경화성 병변과 연관성을 가지고 있다. 여성의 성 활동에 고혈압의 효과에 대한 연구는 잘 이루어지지 않고 있다. 종종 성적 장해는 고혈압을 적절히 치료함으로써 피할 수가 있다.

고혈압 치료시 첫 번째의 단계는 과체중일 경우 체중을 줄이고, 규칙적인 운동과 콜레스테롤 및 중성지방 농도의 감소, 염분섭취를 1일 5그램 이하로 제한하고, 알코올 섭취를 적절히 제한하고, 금연하는 것이다. 항고혈압 약물은 발기 장해의 가장 빈번한 원인으로 작용한다. 그러나 칼슘채널 차단제와 ACE 억제제는 현저한 성기능 부전을 야기하지 않는다. 만일 항고혈압 약물을 복용 후 성적 문제가 발생하면 의사와 상의하지 않고 약물복용을 임의로 중단하거나 용량을 감소시켜서는 안 된다. 항고혈압 약물은 뇌졸중을 예방하는 역할을 하기 때문에 임의로 복용법을 바꾸면 대단히 위험할 수 있다.

3. 뇌졸중(stroke)

만일 뇌졸중이 뇌에 심한 외상을 야기하지 않았다면, 종종 성욕은 지속된다. 특히 뇌졸중 후의 초기 기간에 영향을 미칠 가능성이 큰 것은 육체적 수행능력이다. 남성들은 발기와 사정곤란증을 가질 경향이 있는 반면, 여성들은 질 윤활액의 문제점을 경험할 수 있다.

뇌졸중은 모든 성 활동의 중단을 의미하지는 않는다. 마비가 발생했을지라도 종종 적절한 성적 체위를 취하여 보상받을 수 있다. 사랑행위시에는 인체에 이환되지 않은 편을 중점적으로 사용한다. 치료계획을 선택할 때는 성적 복원이 중요한 구성요인인지를 확인해야 한다. 또한 침상에 까는 얇은 판 및 침대의 머리판을 사용하면 성 활동의 체위에 도움을 줄 수 있다. 또한 성 활동이 뇌졸중을 가졌던 사람에서 뇌졸중을 초래할 수 있거나 또는 더 많은 손상을 야기할 수 있는 인자가 될 수 없다는 사실을 아는 것이 중요하다.

4. 당뇨병(diabetes)

당뇨병을 가진 대부분의 남성들이 발기부전이 되는 것은 아니다. 그러나 당뇨병은 남성의 만성적인 정력문제를 직접적으로 야기할 수 있는 몇 가지 질환 중 하나다. 당뇨병의 발기부전은 일반인보다 2~4배 더 높은 비율로 발생하고, 종종 이것은 당뇨병의 첫 번째 증상이다. 당뇨병으로 야기된 발기부전의 대부분의 증례에서 성적 흥미와 성욕은 영향을 받지 않고, 발기부전 그 자체는 가역적인 경우가 있다. 당뇨병의 조절이 불량할 때 적절한 조절이 이루어지면 발기기능이 개선될 수 있다는 일화적 증거가 있다. 또한 당뇨병이 조절되기 때문에 단순히 발기부전이 가역적이 되지 않는 당뇨병도 있다. 잘 조절된 당뇨병에서 정력문제가 발생하면 성적 곤란은 더욱 복잡하게 된다. 만일 장기간 당뇨병을 앓은 경우 발기부전의 해결이 어려워질 확률이 더 커지며, 심지어 극복이 불가능 할 수 있다. 그리고 갑상선 질환과 같은 내분비 문제가 합병되면 문제는 더 악화된다. 그러나 긍정적인 측면은 최근 비아그라의 약물이 만성 당뇨병을 가진 사람에게 유용하다는 사실이 밝혀졌다는 것이다. 심지어 당뇨병의 상태가 중증일지라도 비아그라를 한 번 시험 삼아 사용해볼 것을 추천하고 있다. 만일 비아그라가 듣지 않으면 프로스타글란딘(예 : Muse)이 아직도 유효할 수 있다.

여성의 경우 성 활동에 당뇨병이 미치는 효과를 평가하기가 더욱 곤란하다. 왜냐하면 여성들은 발기와 같은 명확한 육체적 지표가 없기 때문이다. 최근 연구에서 여성의 성 활동은 남성보다 당뇨병에 의한 영향이 훨씬 더 적다는 사실이 나타났다.

5. 암(cancer)

인구 4명 중 1명이 평생 동안 어떤 형태로든 암에 걸리게 된다. 그러나 생존율은 개선되고, 암을 가진 많은 사람들이 계속해서 정상적인 생활을 하고 있다. 일반적으로 암은 노년에 발현한다. 모든 암의 약 80%가 50대 이후에, 그리고 65세 이후의 경우 50%에서 발생한다. 이와 같은 암의 치료법은 성적 기능에 부정적인 영향을 미친다. 예를 들면 전립선암은 대부분의 경우 외과적 처치와 방사선 요법을 통해 성공적으로 치료할 수 있다. 그러나 높은 비율의 남성들, 60% 또는 그 이상에서는 후에 발기부전을 가지게 된다. 화학요법의 과정 중 발기와 성욕문제점이 나타난다. 그러나 치료요법 중단 후에는 소실된다.

호르몬 요법을 실시하는 의도는 전립선암을 키우는 테스토스테론을 제거하는 데 있다. 그 결과 부작용으로서 성욕감소와 발기곤란이 생긴다. 비아그라는 이와 같은 발기부전을 극복하는 데 사용할 수 있다.

6. 관절염(arthritis)

노년에 나타나는 골관절염은 성 활동시 통증을 야기할 수 있다. 고관절의 불쾌감은 아마도 성 활동에 직접적으로 영향을 미치는 가장 빈번한 관절의 문제이다. 섹스시 고관절의 움직임은 운동능력의 변화나 통증 때문에 느려지고 어려워진다.

섹스 전의 열 사용은 모든 근육의 경축을 이완시킨다. 다양한 형태의 열기구로 자외선 등과 전기담요, 따뜻한 습포, 목욕, 샤워, 파라핀욕 등이 있다. 매일 뜨겁지 않은 따뜻한 목욕(tub bath)을 20분 정도 하는 것이 좋다. 물침대나 마사지 오일은 위안감을 증대시켜 도움이 된다. 특히 전기담요(heating pads)로 침상을 따뜻하게 하면 크게 도움이 된다.

사랑행위동안 체위는 측위(side-by-side)나 남성과 여성이 서로 얼굴을 마주보는 대면위(face-to-face), 또는 남성의 전면이 여성의 배면을 향하는 배면위(back-to-front)가 바람직하다. 또한 베개는 아픈 관절을 쿠션으로 받치는 데 도움을 줄 수 있다는 점을 기억하면 좋다. 특히 골관절염 환자에게 사랑행위시 가장 좋은 시간은 아침이다. 저녁에는 불쾌감이 증가하기 때문이다. 이와 대조적으로 류머티즘 관절염은 통상 아침에 큰 통증과 뻣뻣함을 느낀다. 실제 관절염 환자는 섹스를 통해 육체적으로 혜택을 얻을 수 있다. 과학적인 근거에 의하면 규칙적인 성 활동은 류머티즘 관절염의 통증을 4~8시간동안 경감시킬 수 있다. 육체적 활동과 더불어 코티졸 호르몬이 부신샘에서 생성되기 때문이다. 또한 성적 활동과 특히 오르가즘동안 천연의 통증 경감제인 엔도르핀의 유리도 하나의 요인이 될 수 있다.

성적 불만족으로 정서적 스트레스가 야기되면 이 스트레스가 관절염을 악화시키기 때문에 만족감을 주는 성 활동은 건강하고 통증 없는 육체를 유지하는 데 도움이 될 수 있다.

7. 요통(backache)

척추기저 근처에 있는 등허리부분의 요통은 노인들에게 빈번하다. 이것은 일반적으로 비활동적인 사람이 갑자기 등허리근육을 사용하거나 긴장을 가함으로써 종종 야기된다. 여성의 요통은 에스트로겐 농도의 저하와 연관을 가지고 있는 골다공증에 기인할 수 있다. 또한 남녀 공히 디스크 탈출과 관절염은 요통을 야기한다. 대부분의 요통환자들은 단단한 매트리스와 침상의 깔판을 필요로 한다. 등허리 및 복부운동은 대부분 형태의 요통에 도움이 된다. 따라서 걷기, 실내자전거 타기 그리고 수영 등이 추천되고 있다.

또한 성 활동 자체는 등허리, 복부, 골반근육에 대한 탁월한 형태의 운동이다. 규칙적이고 활발하게 운동을 하면 요통을 감소시킬 수 있다. 통증을 경감하기 위해 아세트아미노펜 500mg 2정을 복용하면 도움이 된다. 섹스 중 등허리 근육에 압통을 느끼면 측위(side position)가 가장 편안한 자세이다. 요통환자는 등을 대고 눕고 파트너가 상위를 선택할 수 있다. 베개를 사용하여 불쾌감의 부위를 지지하면 된다.

요통환자는 섹스의 표준자세인 상위를 삼가야 한다. 급성요통의 대부분의 증례는 4~8주에 소실된다. 그리고 적절한 성 활동을 포함하는 규칙적인 운동은 통증의 재발을 막는 데 도움을 준다.

8. 스트레스성 또는 급박성 요실금(stress or urge incontinence)

50세 이상 여성의 5명 중 거의 1명이 골반근육의 신전으로 야기되는 스트레스성 요실금을 발현한다. 이 질환은 방광조절의 일시적인 불능으로 인하여 소변이 불수의적으로 누출되는 상태를 말한다. 이것은 웃거나, 기침하거나, 몸을 구부리거나, 들어 올릴 때, 섹스 중 또는 스스로 힘을 쓸 때 발생한다. 급박성 요실금은 화장실에 가기 전에 돌연히 통증을 동반하며, 급박하게 배뇨하거나 아무런 감각 없이 배뇨하는 현상을 말한다. 이 질환을 가진 여성의 50%가 다양한 종류의 성기능 부전을 가지고 있다. 또한 고통스러운 성교를 경험한다.

스트레스성 요실금은 다수의 자녀를 가졌던 여성에게 가장 빈번하게 나타난다. 출산 후 손상을 복원하지 않은 여성에게 자궁과 방광지지의 이완으로 인해 나타나기도 한다. 비만과 에스트로겐 부족증이 요실금의 발생과 강한 연관성을 가지고 있다. 또한 자궁을 들어 낸 여성, 방광이 질로 돌출한 여성들에게도 나타난다.

치료방법은 에스트로겐을 경구로 섭취하거나 크림 형태로 국소에 적용하면 질 점막을 단단하게 함으로써 방광 돌출의 자극을 감소시킨다. 그리고 방광을 지원하는 근육을 강화하기 위하여 케겔운동을 한다.

체중 손실도 이 질환에 긍정적인 영향을 미친다. 만일 요실금이 지속되면 위생을 위한 패드를 구입할 수 있다. 특히 성교 전, 또는 사람을 만나기 전에 자주 배뇨하여 방광의 잔뇨량을 적게 유지하는 것이 중요하다.

9. 파킨슨병(Parkinson's disease)

파킨슨 질환은 노년에 나타나는 진행성 신경계 질환으로, 특징적인 증상은 떨림, 느린 움직임, 부분적 안면마비, 자세와 걸음걸이의 특이성을 나타낸다. 우울은 파킨슨 질환과 빈번하게 연관되어 있고, 남성에서는 조기 정력문제와 남녀 공히 성적 흥미의 부족을 야기할 수 있다. 레보도파(L-도파)와 같은 약물로 치료받는 파킨슨 환자는 주로 웰빙감 증가와 운동성이 커지기 때문에 성 수행능의 개선이 나타난다. 그러나 레보도파는 일부 사람들이 믿는 것처럼 최음제는 아니다.

결론적으로, 질병의 이유로 오랜 기간 금욕해온 경우 성 활동을 재개하려면 어떤 재조정이 필요하게 된다. 실제 불규칙적, 또는 이따금의 성적 자극은 남성에서는 정력, 여성에서는 애액, 질 모양, 근육의 긴장성에 나쁘게 영향을 미쳐 건강한 성기능의 유지에 지장을 줄 수 있다. 이와 같은 곤란증은 성 활동을 재개함으로써 감소시킬 수가 있기 때문에 초기 곤란증으로 실망해서는 안 된다. 만일 성적 파트너가 없거나 파트너와 접촉이 허용되지 않는 환경이라면 남녀 공히 자위를 받아들일 수가 있고, 편안하다면 규칙적인 자가 자극(자위)을 통하여 성적 능력을 많이 보호할 수 있다.

노인의 성 피트니스(sexual fitness)

왕성하게 잘 관리한 육체와 쾌활한 개성은 강력한 최음제이다. 이러한 특성을 잘 유지하기 위한 전반적인 처방은 아주 간단하다. 즉, 금연과 적당한 알코올 섭취, 혈압과 체중조절, 균형 잡힌 영양, 규칙적인 운동과 적절한 휴식이다. 섹스의 즐거움은 인체를 건강하게 하고 통증이 없는 상태를 유지함으로써 증대된다.

너무 바빠서 운동할 시간이 없다는 변명은 통하지 않는다. 성인 4명

중 단지 1명만이 1일 30분간의 중등도의 운동을 한다. 반면에 많은 사람들은 TV를 보고 인터넷을 하는 데 4시간을 소비하고 있다. 운동은 적당히 하는 경우라도 육체적 외형을 개선시키고 수명을 증가시킨다. 그러나 TV와 컴퓨터 앞에 앉아있어서는 그런 혜택을 볼 수 없다. 운동은 심장, 동맥, 호흡기계를 건강하게 유지하기 위해 중요할 뿐만 아니라 신경계에도 이완효과를 나타낸다. 운동은 또한 성생활을 개선한다. 따라서 매일 규칙적인 운동계획을 수립해야 한다.

육체적 피트니스는 외형과 기분을 좋게 할 뿐만 아니라 섹스를 포함한 육체활동에 흥미를 가질 수 있게끔 필요한 예비 에너지양을 축적하게 한다. 피트니스는 기질적과 동적의 두 가지 구성요소로 이루어진다. 기질성 피트니스(organic fitness)는 가능한 질병과 쇠약함이 없도록 인체를 잘 양육하여 육체적 한계를 최대로 보상할 수 있는 기본적인 건강을 포함한다. 동적인 피트니스(dynamic fitness)는 단순히 질병이 없는 것이 아니라 더욱 왕성하고 정력적으로 최대한 움직일 수 있는 능력을 의미한다. 이것은 심장과 폐의 효율성, 근육의 강도, 지구력, 밸런스, 유연성, 운동조화와 민첩성을 포함한다. 이와 같은 피트니스의 양대 요소를 최적 수준으로 유지하기 위해서는 두 가지의 특징적인 종류의 운동, 즉 몸을 유연하게 하고 근육을 강화시키는 스트레칭, 굴신운동, 무게지탱운동과 지구력을 증대시키며 심장기능을 강화하고 폐활량을 늘리는 유산소운동이 필요하다. 피트니스의 개인적인 수준을 달성하기 위해서는 유산소운동을 최저 20~30분간 지속하여 1주일에 3~5회 실시한다. 노인의 경우 활발하게 걷기와 더불어 스트레칭과 무게 들어올리기의 운동을 병행하면 전반에 걸친 최선의 운동이 될 수 있다. 걸을 동안 정맥에 대한

하지근육의 압착작용은 심장으로 혈액의 환류를 촉진하는 데 도움을 준다.

어떤 사람들은 심장마비가 일어날지 모른다는 두려움 때문에 운동을 하지 않기도 한다. 그들이 모르는 것은, 운동은 뇌졸중과 심장마비의 위험을 감소시킨다는 것이다. 혈괴는 혈액이 왕성하게 순환하고 있을 때보다는 느리게 순환할 때 생성된다는 사실을 알아야 한다. 또한 운동은 고혈압, 당뇨병, 골다공증을 치료하고 예방하는 데 가치가 있다. 노인 중 배가 나온 사람을 빈번하게 볼 수 있는데, 이 경우 식이요법, 활기찬 유산소 운동과 상하부의 복부근육을 동시에 강화하는 운동을 규칙적으로 수행함으로써 건강을 조절할 수 있다. 등허리근육을 개선하면 요통을 예방하고 경감할 수 있을 뿐만 아니라 복부근육에도 도움이 된다. 노년에 많은 여성들은 골반근육이 약화되어 질의 근력이 소실된다. 이 경우 케겔운동이 도움이 된다.

노년에는 특히 영양불량 상태가 되기 쉽다. 사회적 격리와 우울증이 식욕을 잃게 하고, 요리에 관심이 적어지며, 육체적인 제한으로 쇼핑과 음식준비가 곤란해질 뿐만 아니라, 치아손실과 치아불량으로 인해 고형음식을 먹기가 힘들어지기 때문이다. 중요한 것은, 노인은 매일 활력과 체조직의 수복에 필요한 단백질을 일정량 섭취해야 한다는 점이다.

안정과 휴식은 성욕을 증대시키고 성 수행력을 개선하며 전신적 건강과 웰빙에 기여한다. 일반적인 견해와 달리 나이가 들어감에 따라 더 젊었을 때만큼 많은 수면이 필요한데 하룻밤에 7시간 또는 그 이상을 숙면해야 한다.

사랑행위의 새로운 패턴(new patterns of lovemaking)

현대사회에서는 서적, 비디오, 강연 등을 통해 섹스에 대해 광범위한 테크닉 위주의 지식을 얻을 수 있다. 그 결과 섹스의 테크닉이 과도하게 만연해 사랑행위가 마치 사랑의 표현이라기보다 체육운동처럼 보이는 경향이 있다. 당연히 테크닉을 통해 터득할 수 있는 가치도 있겠지만 기술과 기법은 진정한 따뜻함과 애정을 대체할 수 없다는 것을 항상 기억해야 한다. 노인 여성의 경우 빈번한 성적 문제는 오르가즘에 도달할 수 없다는 점이다. 이와 같은 상황을 기술하는 데 사용하는 단어가 '불감증(frigidity)'이다. 이것은 냉담과 성적 무관심을 의미한다. 통상 오르가즘을 가질 수 있는 여성들은 무반응의 시간을 가질 수 있으며, 이러한 반응 손실에는 여러 가지 원인이 있다. 이것은 피곤, 감정 장애, 싫증, 질감염증, 육체적 질환, 약물, 음핵의 자극 결여 등을 포함한다.

폐경기에는 에스트로겐이 손실되어 여성의 성적 반응에 영향을 미칠 수 있다. 상당수의 여성들은 성교를 통한 오르가즘을 달성하지 못하고 파트너의 어루만짐, 자가 자극과 같은 수단을 통하여 도달하기도 한다. 또한 여성들은 성 활동에 대하여 남성과 다른 견해를 가지고 있다는 사실이 밝혀지고 있다. 여성들은 성교 자체의 행동에 대한 중요성을 더 적게 부여하는 대신 애정, 포옹, 육체적 접촉, 대화, 성적관계를 둘러싼 것의 공유에 더 많은 관심을 가지고 있다. 이 사실은 여성들이 남성보다 오르가즘과 성적 해소 달성에 관심이 더 적은 것이 아니라 성교 이외 성 활동을 선호하는 경향이 있기 때문이다.

여성의 해부학은 여성의 태도에 중요한 역할을 한다. 대부분의 여성들은 음핵의 자극으로부터 일차적인 성 만족감을 얻는다. 그들에게 직간접적인 음핵 자극은 오르가즘을 일으키는 선행조건이 된다. 이런 사실 때문에 성교시 음핵에 대한 직접적인 손 자극이 포함되지 않으면 만족감을 느끼지 못하는 사람들이 있다. 수많은 연구에 의하면 다른 방법보다는 성교를 통하여 규칙적으로 오르가즘을 달성하는 여성은 실질적으로 더 적다는 사실이 보고되고 있다. 따라서 남성들은 손, 입, 음경을 사용해 음핵 부위를 자극하는 방법을 배워야 한다. 그리고 여성들은 무엇이 쾌감을 주고 무엇이 그렇지 않은지를 남성에게 알려주어야 한다.

마지막으로 많은 노인 여성들은 애액의 문제를 가지고 있으며, 애액의 분비가 실제 시작되기 전 더 긴 기간의 성희를 필요로 한다. 만일 애액 분비가 불충분하면 KY젤리나 다른 수용성 기제의 윤활액을 질에 사용할 수 있다.

여성들은 남성들이 정력의 문제를 가지고 있으면 민감하게 도움이 되는 방법을 배워야 한다. 즉, 다 발기되지 않은 파트너의 음경을 보다 용이하게 수용하기 위해 무릎을 구부리고, 골반을 들어올리기 위해 엉덩이 아래에 베개를 놓는 새로운 성교자세를 시도해야 한다. 음경을 만지면 발기를 자극할 수 있으므로 마사지 방법을 배울 필요도 있다. 이때 음경을 복부를 향해 끌어올려서는 안 된다. 음경에 모인 혈액이 빠져나갈 수 있기 때문이다. 그 대신 음경의 밑 부분에 힘을 주어서 아래로 밀게 되면 주 혈관에 압력이 가해져 음경에 함유된 혈액을 유지할 수 있다. 부분적으로 발기된 음경을 질에 넣고 완전히 발기가 될 때까지 질 근육에 힘을 주면 음경의 강도를 한층 더 유지할 수 있다. 많은 여성들은 사랑행위

후에 질에 음경을 넣어두는 것을 좋아한다.

또한 성교만큼 만족감을 주는 수많은 대체제가 있다. 이들은 서로의 성기를 손으로 상호 자극함은 물론 입, 목, 귀, 유방, 엉덩이와 같은 에로틱한 부위의 자극이 포함된다. 어떤 부부들은 이와 같은 테크닉을 성교 전 전희로 이용하기도 한다. 또한 다른 사람들은 성교가 불가능하거나, 또는 그들이 좋아하기 때문에 성기 대체제인 성적 도구(sex gadget)를 사용하기도 한다. 그리고 자가 자극은 성인의 성 활동에서 중요한 사전 단계가 될 수 있다.

세계적으로 정평이 나 있는 의학정보지인 1999년판의 〈머크 매뉴얼〉에 의하면, 남성의 약 97% 그리고 여성의 80%가 생애의 어떤 시점에서 자위를 한다고 한다. 한때 자위행위는 변태와 정신적, 육체적 질환의 원인으로 간주되기도 하였으나, 현재는 자연스런 성 활동으로 인식되고 있다. 자가 자극 또는 솔로 섹스(solo sex)는 파트너가 없는 독신, 홀아비, 이혼한 사람들, 남편과 부인이 병중이거나 멀리 떨어져 있는 사람들에게 성적 배출구를 제공한다. 많은 여성들은 성교 중 파트너와 상호 자위행위 또는 자가 자위행위를 통하여 더 강렬하고 빈번한 오르가즘을 경험한다. 자위행위는 아주 노년인 90대에서도 보고되고 있다.

1983년 '소비자 종합조사'에 의하면 50대 남성의 66%, 여성의 47%가 다소 규칙적으로 자위를 하고, 70세 이상 남성의 43%, 여성의 33%가 아직도 자위를 한다는 통계가 있다. 실제 장기간 완전금욕상태에 있으면 긴장감이 증대되고 남성은 정력문제, 여성은 질 모양과 애액의 손실을 야기한다. 따라서 자가 자극이 불건강하고, 부도덕하며, 미숙하다는 개념에서 벗어나는 것이 바람직하다.

자위행위는 성적 긴장감을 해소하고, 성욕을 활성화시키며, 양호한 육체적 운동인 동시에 다른 배출구가 없는 남녀의 성적 기능을 보존하는 데 도움을 준다. 진동기는 자위시 유용한 보조물이 된다. 많은 사람들은 또한 자가 자극의 쾌감을 배가시키기 위해 성적 환상(sexual fantasies)을 이용한다.

많은 부부들은 '섹스는 자연적으로 하는 것'이기 때문에 서로 말을 할 필요가 없다고 생각한다. 그러나 종종 성적 느낌에 관해 파트너와 대화하는 것이 큰 도움이 될 수 있다. 어떤 부부들은 성적 환상을 서로 공유하기도 하며, 대부분의 사람들은 성생활의 일부인 성적 환상에 떠올릴 수 있는 시각적 이미지를 이용하기도 한다. 그리고 어떤 사람들은 금지된 섹스파트너, 설정 환경을 상상하며 흥분하기도 한다. 성적 환상의 가치는 사람들의 성생활에 새로운 차원을 추가한다.

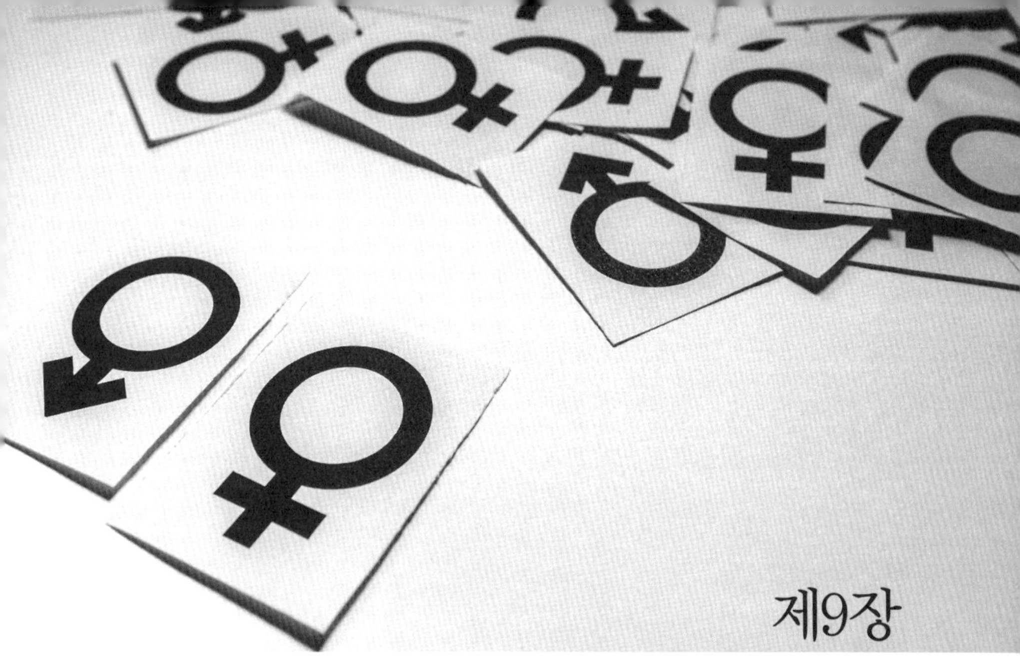

ED의 전반적인 치료프로그램

- 통합의료적 접근
- ED 치료역사의 새로운 장
- ED의 약물요법
- 경구용 발기부전 치료제(PDE-5 억제제)
- 시알리스, 레비트라, 비아그라의 비교
- 항불안 약물
- 경구용 발기부전 치료제의 최신 정보
- 생활양태 연관 ED에 대한 치료

제9장
ED의 전반적인 치료프로그램

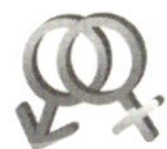

통합의료적 접근

ED의 종합 치료프로그램은 경구용 발기부전 치료제, 호르몬 대체요법, 식품과 운동요법, 보충제요법, 한방치유, 침술요법, 마사지, 스트레스 경감, 카운슬링 등이 포함된다. 새로운 ED약물이 남성의 모든 문제점을 해결할 수는 없으나 남성과 파트너에게 희망을 줄 수 있다. 이것은 성건강과 친교의 회복을 위한 최초의 단계로 볼 수 있다.

ED 치료역사의 새로운 장

1983년 57세의 자일스 브린들리(Giles Brindley)라고 하는 영국 의사가 라스베이거스 의학학회의 연단에서 자신의 팬티를 벗고 수백 명의 동료들 앞에서 발기된 음경을 보여주었다. 브린들리는 ED를 치료하기 위하여 파파베린(papaverine)이라는 주사약물에 대한 연구 결과를 자신에게 적용하여 야기된 발기를 과시한 것이다. 브린들리는 의학역사에 새로운 장을 열었으나, 이런 극적인 실증이 결과적으로 60~80대 그리고 그 이상의 남성들의 활기찬 성 활동 활성화에 도움을 줄 수 있는 더 좋은 약물을 일시에 만나는 계기를 마련할 것이라는 것은 예견하지 못하였다. 실데나필은 세계의 이목을 사로잡은 최신의 약물이다.

ED의 약물요법

많은 남성들이 약물사용을 선택하는 것은 약함의 증후가 아니라 발기와 더불어 위안과 자신감을 얻는 데 중요한 자원이 되기 때문이다. 어떤 남성들에게 약물사용은 외적인 수단에 의존할 필요성을 뜻하며 성적 자존심을 꺾는 것을 의미하기도 한다.

약리학적 치료만으로는 종종 불충분하다. 처방약물을 지속적으로 사용하는 것을 싫어하거나 약물반응의 결여, 심리적, 관계적 특성이 복잡할 수도 있기 때문이다. 약물의 장기 사용시 나타날 수 있는 미지의 부작용에 대한 우려도 있다. 약물은 반드시 의사에 의해 처방관찰 되어야 한다. 그러나 약물의 가격과 혜택의 경중을 따지는 것은 본인이 결정할 일이다.

바람직한 효과를 얻는 것은 상이한 약물의 용법과 용량에 대한 시행착오를 통해서 알 수 있는 문제이다. 알코올, 기분전환약물, 매약은 명확한 위험성이 있으므로 자가 투약해서는 안 된다.

경구용 발기부전 치료제(PDE-5 억제제)

현재 국내시장에서 사용가능한 PDE-5억제제는 총 5가지로 비아그라(실데나필), 시알리스(타달라필), 레비트라(바데나필), 자이데나(유데나필), 엠빅스(미로데나필) 등이 있다.

이들 약물 중 비아그라는 가장 오래되고 광범위한 사용으로 더 장기간의 임상기록을 가지고 있다. 시알리스는 17시간 정도의 긴 반감기로 상대적으로 긴 지속시간을 가지고 있기 때문에 '주말용(weekender)'으로 시판되고 있다. 레비트라는 짧은 작용시간으로 복용 후 가장 빠른 효과를 나타내며, 자이데나와 엠빅스는 비아그라와 비슷한 정도의 효과를 나타낸다. 이들 다섯 가지 약물 모두는 PDE-5효소를 차단함으로써 남성의 음경해면체 내의 동맥혈을 증가시켜 평활근의 이완과 음경의 발기를 유발하는 기전을 가지고 있다.

이들 약물은 발기부전의 원인이 육체적, 심리적, 약물성 연관과의 상관없이 ED에 사용될 수 있다. 이들 약물을 복용할 경우 기억해야 할 점은 PDE-5 억제제는 발기의 유도물질이 아니기 때문에 발기를 유도하는 성적 자극을 필요로 한다는 것이다.

시알리스, 레비트라, 비아그라의 비교

이들 세 가지 약물의 상대적 유효성과 부작용을 비교할 수 있는 과학적으로 유용한 연구는 아직 발표된 바가 없다. 이 약물들은 그 작용이 비슷하지만 몇 가지 구별되는 특징을 가지고 있다. 약물 간에는 약간의 차이가 있다. 비아그라와 레비트라는 복용 후 약 30~60분 뒤에 작용이 나타나나, 시알리스는 30분 만에 효과를 나타낸다. 발기증대 효과는 비아그라의 경우 약 4시간, 레비트라는 4~5시간, 반면 시알리스는 36시간까지 지속될 수 있다. 따라서 시알리스는 가장 긴 작용시간을 가진 약물로 성생활 패턴 상 이런 약물이 필요한 젊은 층의 환자에서 선택의 빈도가 높다. 레비트라는 분자단위에서 효능이 가장 높은 약물로 중등도 이상의 발기부전 환자들에 대한 효과가 기대된다. 비아그라는 가장 오랜 기간 사용하면서 축적된 풍부한 임상자료를 통해 약물작용, 안전성에 대한 근거가 가장 많이 확보되어 있다.

각 약물은 때때로 남성의 5~15%에서 두통, 안면홍조, 위장장해, 요통, 코막힘 증상과 같은 부작용을 야기한다. 어떤 남성들은 비아그라 복용 시 청색시야(blue vision), 또는 광과민성을 경험하지만, 레비트라와 시알리스의 경우에는 발생되지 않는다.

또한 약물들을 고지방식과 같이 복용할 경우 흡수시간이 달라질 수 있으므로 약물복용 후 도달하는 혈중 최고농도시간이 차이가 날 수 있다.

비아그라의 경우 고지방식과 함께 복용할 경우 혈중 최고농도가 약 29% 정도 감소하고, 최고농도에 도달하는 시간이 1시간 정도 늦춰지게 된다. 이런 결과로 환자의 입장에서는 약물작용이 시작되는 시간이 지연되거나 효과의 감소를 초래할 수 있다.

레비트라의 경우 고지방식과 같이 복용시 혈중 최고농도가 약 18% 감소하고, 최고농도에 도달하는 시간이 한 시간 가량 지연된다. 따라서 고지방 음식을 섭취할 경우에는 1~2시간 후에 약물을 복용하도록 유도한다.

반면 시알리스의 경우 긴 흡수시간과 반감기로 인해 고지방식과 같은 음식물의 상호작용이 상대적으로 더 적은 것으로 알려져 있다.

각 약물은 전립선 비대증의 치료에 종종 사용되는 알파차단제의 항고혈압 약물과 동시에 사용시 경고사항에 해당되기 때문에 안전하게 사용할 수 없다.

모든 PDE-5 차단제는 질소 유기물 제제(니트로글리세린, 이소소르비드)와 동시 사용은 절대 금기사항이다. 같이 사용할 경우 예측불가의 심각한 저혈압을 일으켜 치명적인 결과를 일으킬 수 있기 때문이다.

항불안 약물

항불안 약물도 유용한 효과를 나타낸다. 일반적인 불안증과 공황발작치료에 유효한 약물은 성수행 불안으로 인한 ED를 가진 남성에게 도움을 줄 수 있다. 이들 약물은 리브리움(클로로다이아제폭사이드), 아티반(로라제팜), 발륨(디아제팜), 자낙스(알프라졸담)를 포함한다. 또한 이들 약물의 얼마는 섹스 시작 전 1~4시간에 필요시 복용한다.

이들 약물은 탐닉성을 가지고 있으므로 위험할 수 있다. 만일 불안증이 경증-중등증인 경우에는 불안증 관리와 이완테크닉을 배우는 것이 더 좋은 선택이 될 수 있다. 성적 불안증에 대하여 정신성적 기술을 습득하는 것도 유효한 치료법이 될 수 있다.

경구용 발기부전 치료제의 요약(처방약물)

	비아그라	시알리스	레비트라
회사명	화이저	릴리	바이엘
일반명	sildenafil	Tadalafil	Verdenafil
작용기전	PDE-5 효소 억제제 (음경 혈류증대)	PDE-5 억제제	PDF-5 억제제
효과발현	30-60분	30분	30-60분
지속시간 (발기증강 효과)	4시간	24-36시간 "weekender"	4~5시간
부작용(5~15%)	두통, 안면홍조, 위장장해, 코막힘 등	많은 부분 비아그라와 동일	비아그라와 동일
경고사항	모든 형태의 질산염과 사용 불가	비아그라와 동일	비아그라와 동일
정제모양	마름모(파란색) *blue diamond	아몬드형 (타원, 연노랑색)	원형(오렌지색)
용량단위(정제)	25mg, 50mg, 100mg	10mg, 20mg	5mg, 10mg, 20mg

경구용 발기부전 치료제의 최신 정보

1998년 실데나필 시트레이트(sildenafil citrate)는 비아그라라는 상표명으로 발기부전에 대한 최초의 성공적인 경구용 약물로 시장에 첫선을 보이면서 하룻밤 사이에 큰 화제를 불러일으켰다. 실데나필은 남성의 ED를 치료하기 위해 사용되는 작고 푸른 정제로 25mg, 50mg, 100mg의 용량을 경구 투여한다.

실데나필은 기질성, 심리적, 또는 기질심리적 문제가 혼합으로 야기된 ED를 치료하는 데 유효성을 나타낸다. 임상시험에서 실데나필은 만족할 만한 성 활동을 하는 데 충분한 발기를 달성하고 유지하는 데 특이적으로 도움을 준다. 그럼으로써 남성의 성생활을 개선시키는 데 그 유효성이 인정되고 있다. 또한 실데나필은 성교의 전반적인 질을 증대시키고 오르가즘을 개선한다. 실데나필은 성욕의 여부에 상관없이 발기를 야기하는 주사요법제와 같은 초기 제제와 달리 남성이 흥분할 때에만 작용을 나타낸다. 따라서 발기는 '구식의 방법'으로 발생되고 복용자가 보다 자연스럽게 느끼기 때문에 이들 약물을 '로맨스 약물'이라고 부른다. ED약물은 섹스의 정서적인 경험을 이용할 수 있다. 사실 ED약물은 성욕과 에로틱한 자극이 없으면 작용하지 않는다.

실데나필은 최음제(aphrodisiac)가 아니다. 성욕에 대해서는 생리적인 효과를 나타내지 않는 것이다. 또한 남성이 약물을 복용하더라도 정신적, 정서적으로 흥분이 되지 않으면 작용하지 않는다. 임상과정에서 실데나필의 복용으로 ED환자는 발기를 야기하고 유지해 성공적인 성교를 할 수 있을 뿐만 아니라 많은 증례에서 다발성 발기와 오르가즘을 즐길 수 있다. 실데나필의 효과는 25mg 투여시 63%, 50mg 투여시에는 74%, 그리고 100mg 투여시 82%에서 발기가 개선되었다. 실데나필의 추천용량은 대부분의 환자의 경우 성행위 약 1시간 전에 필요에 따라 50mg을 복용한다. 최대 추천용량은 100mg으로 증량할 수 있고, 25mg으로 감량할 수가 있다. 통상 노인을 포함하여 남성은 50mg으로부터 시작하고, 50mg이 효과가 없을 때에만 최고용량인 100mg을 사용한다. 복용 후 효과가 나타나기까지 약 1시간이 소요되고 발기효과는 3~4시간 동안 지속된다. 실데나필은 공복시 복용하고, 약물의 효과발현을 지연시키는 고지방식을 삼가야 한다.

투여횟수는 1일 1회로, 사정 후 1시간 이내에 두 번째 발기가 가능한 경우도 있다. 실데나필의 부작용은 두통(16%), 안면홍조(10%), 소화기 문제(7%), 코막힘 증상(4%), 요로계 감염증(3%), 청색시야(3%), 설사(3%), 현기증(2%), 발진(2%)이 나타날 수 있다. 실데나필은 니트로글리세린과 같은 질산염 베이스 약물과 함께 복용해서는 안 된다.

실데나필의 작용기전은 cGMP(cyclic guanosine monophosphate)의 분해효소인 PDE-5를 차단함으로써 cGMP의 효과를 연장시킨다. cGMP는 음경해면체 조직의 평활근을 이완시켜 음경에 혈액의 유입을 증가시킴으로써 발기를 야기한다. 실데나필의 작용기전을 이해하기 위해서는 발기가 어떻게 일어나는가에 대해서 좀 더 상세히 알 필요가 있다. 만일 남성이 흥분되면 뇌는 음경에 화학물질인 cGMP를 유리시켜서 혈관을 개방하여 혈액을 급속히 유입시킴으로써 발기가 야기된다. 발기문제가 없는 남성에서는 cGMP의 유리와 파괴 간에 밸런스가 유지되어 유효한 자극이 있는 한 발기가 유지된다. 실데나필은 PDE-5를 차단함으로써 cGMP의 효과를 증대시키고 연장한다. 이렇게 되면 많은 남성들은 평상시에는 그렇게 될 수 없는 발기를 유지할 수가 있다.

실데나필을 복용하면 왜 목 같은 다른 신체 부위는 뻣뻣해지지 않는가 하는 의문을 가질 수 있다. 목이 뻣뻣하게 되는 기전은 음경의 발기와는 아주 상이하고, PDE-5 효소는 음경에서만 작동한다.

최근 미국 심장학회에서는 다음과 같은 부문에 대하여 실데나필 처방 시 주의를 요한다고 발표한 바 있다.

- 협심증 환자

- 운동부하 검사시 동맥차단의 증거를 보이는 사람

- 경계역 저혈압을 가진 심부전 환자

- 혈압을 조절하기 위해 다종의 약물을 복용하는 사람

– 실데나필의 효과를 지연시킬 수 있는 타 약물 복용자 등이다.

실데나필은 많은 남성에게 놀라울 정도의 유용성을 주지만 중증의 위험성을 가지고 있다. 실데나필의 단점으로는 남성의 약 70%에서만 작용한다는 점, 장기간 복용시 가격이 비싼 점, 질산염을 함유하는 약물복용의 남성은 복용이 불가하고 심장 및 혈압의 문제를 가진 사람들은 의료진의 엄격한 감시 하에 사용해야 된다는 점, 실데나필 의존시 우울증과 당뇨와 같은 다른 중요하고 근본적인 질환이 눈에 띄지 않을 수 있다는 점이다.

생활양태 연관 ED에 대한 치료

약물이나 수술이 ED에 확실히 영향을 미치나, 생활양태(lifestyle)도 남성의 성건강에 지대한 영향을 미친다. 발기부전에 크게 기여하는 변경 가능한 건강위험으로는 비만, 끽연, 과도한 음주 등이 있다. 예를 들면 만일 이와 같은 세 가지 위험인자의 모두가 건강측면의 한 부분을 차지한다면, ED가 될 확률이 매우 높게 나타난다. 만일 이들 중 한 가지만이 적용된다면 확률은 감소한다. 개개의 인자가 같이 합쳐지면 ED를 경험할 확률이 강화된다.

ED를 예방하거나 극복하기 위해서는,

첫째, 금연해야 한다.

끽연은 심장질환과 암을 촉진할 뿐만 아니라 타 위험인자와 병용될 경우 ED에 해로운 효과가 극적으로 증가된다. 실제 심장질환의 치료를 받는 끽연자는 비끽연자보다 완전한 발기부전이 세 배나 더 잘 일어나고, 고혈압은 두 배나 더 잘 일어난다. 담배연기에 수동적으로 노출되어도 음경 혈관계에 손상을 입히기 때문에 ED의 원인이 될 수 있다.

두 번째, 체중을 감소시켜야 한다.

비만 그 자체가 발기부전의 직접적인 원인은 아니나, 과체중이 된다는 것은 내부 동맥벽에 지방침착과 연관성이 있다. 이 경우 발기부전을 초래할 수 있다. 과체중, 불량한 육체 상태로 인하여 인체에 부담을 주게 되면 특히 노화와 더불어 발기 장해를 야기할 수 있다. 과체중 및 좌업의 생활양태는 호흡, 심장기능, 혈관성 효율과 같은 흥분의 생리적 반응을 제한할 수 있다.

세 번째, 알코올 섭취량을 감소시킨다.

ED의 가장 빈번한 생활양태는 알코올 섭취이다. 치료는 간단하다. 즉 알코올 섭취를 제한하거나 중단하면 된다. 성인의 경우 맥주, 와인을 중등도로 마시면 발기부전의 위험과 연관성이 없다. 그러나 알코올을 과잉 섭취할 경우 단기 또는 장기의 결과로 독성약물처럼 작용한다. 최근 연구 결과 과잉의 알코올 섭취시 ED가 증가됨이 밝혀지고 있다. 왜냐하면 알코올은 뇌의 뇌하수체샘과 성기간에 메시지 전달의 장해를 일으키기 때문이다. 만일 과음시 끽연, 과식, 운동부족 및 약물 남용과 병용하게 되면 틀림없이 발기부전이 발생한다.

네 번째, 규칙적인 운동을 한다.

규칙적인 운동은 보다 나은 성생활과 동일한 뜻을 나타낸다. 실제로 육체적으로 활동적인 것과 에너지가 충만한 성생활 간의 명확한 연관성이 입증되고 있다. 만일 운동을 하지 않으면 성 수행능에 브레이크로 작용하게 된다. 운동은 성교시 음경에 혈류공급을 증대시켜 발기를 유지할 뿐만 아니라, 스태미너를 올리고 성교시 피로를 예방 또는 지연시킨다. 또한 남성호르몬 농도를 올려 성욕(libido)을 높이고 체지방을 감소시켜 섹스에 대한 개인적인 태도를 긍정적으로 변화시킬 수 있다.

다섯 번째, 스트레스를 감소시킨다.

모든 ED의 80% 이상이 육체적 원인에 기인하나, 스트레스는 심리적 원인 중 으뜸을 차지한다. 약간의 스트레스는 인체에 유익하지만 지속적인 만성 스트레스는 ED를 야기한다는 사실이 입증되고 있다.

여섯 번째, 충분한 수면을 취한다.

인체는 충분한 수면을 필요로 한다. 일차적으로 정신적 원기를 회복하기 위해서이다. 따라서 충분한 안정을 취하지 않으면 피로, 집중력 저하, 건망증, 동요, 흥분, 결정력 불량 등의 증상이 나타난다. 특히 만성적으로 수면이 불량하면 발기는 물론 성욕에 영향을 미친다.

일곱 번째, 좋은 콜레스테롤(HDL) 농도를 증가시킨다.

콜레스테롤은 좋은 콜레스테롤(HDL)과 나쁜 콜레스테롤(LDL)의 두 가지 타입이 있다. 좋은 콜레스테롤은 더 적은 콜레스테롤을 가지고 있어서 혈류를 통하여 순환할 때 콜레스테롤을 추가로 픽업하여 배설하기 위해 간으로 다시 데려간다. 반면 나쁜 콜레스테롤은 콜레스테롤의 하중을 혈관계로 분배한다. 최근 연구에 의하면 혈중 총 콜레스테롤 농도는 정력에 영향을 미치지 않는다. 개별 HDL 농도는 발기부전에 중요한 역할을 한다. 높은 범위의 HDL 농도(75mg/dl 이상)를 가진 남성은 발기부전이 드물게 나타났다. HDL 농도가 35mg/dl 이하인 남성은 식이, 운동 그리고 금연을 통하여 자연스럽게 HDL 농도를 증가시키면 그 결과 발기부전의 위험을 감소시킬 수 있다.

결론적으로 지난 10년 동안만으로 발기부전에 대한 성공적인 치료의 진보는 지난 2,500년 동안에 행하여진 모든 것보다 현저한 것임이 입증되었다. 발기부전에 대한 경구용 치료법이 안전하고 유효한 효과를 얻었을지라도 우리는 양호한 건강과 관계를 만족시키는 수많은 구성인자들을 무시해서는 안 된다는 점을 이해해야 한다.

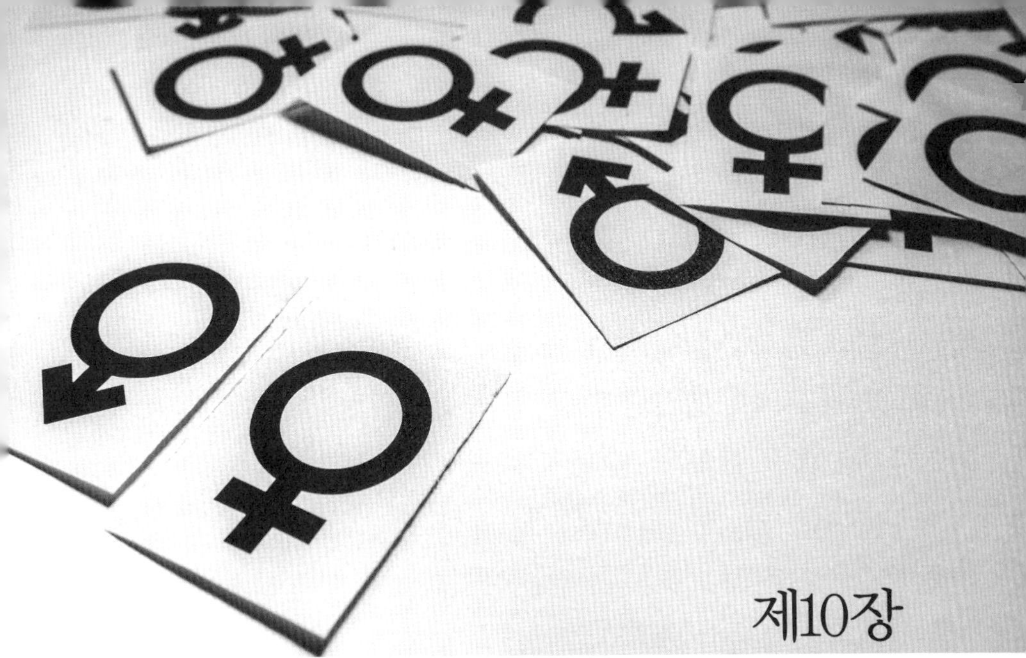

성영양의 개념과 필요성

- 최적의 성건강을 위한 성영양
- 사랑행위 = 높은 건강상태 유지
- 성교 전의 사랑과 성행동
- 현대인 식사의 문제점과 대책
- 성건강(sexual health)과 단백질
- 포화 지방산 감소 = 성건강 유지
- 복합 탄수화물 = 성건강에 유익
- 연인의 식이요법(Lover's Diet)
- 발기부전 치료의 식이성 핵심 포인트
  (key points)와 천연방식의 접근
- 침실의 정력식품
  1. 물(water)
  2. 셀러리(celery)
  3. 초콜릿(chocolate)
  4. 바닐라(vanilla)
- 평생 동안 섹스를 즐길 수 있는 식품
  1. 복숭아와 블루베리
  2. 소간
  3. 브라질 넛(brazil nut)
  4. 알코올 삼가
  5. 아연의 적절한 복용
  6. 엽산(folic acid)의 섭취 증대
  7. 콩(soy)은 신중을 기할 것

- 성욕증대 영양소(nutrients for libido)
- 인(phosphorus) = 성욕증대 직접 관여
- 아연의 위력
- 비타민E = 섹스비타민
- 비타민A = 건강한 성샘(sex glands) 유지
- 영양성 최음제(nutritional aphrodisiacs)
  1. 페로몬 = 성흥분 촉진제
  2. SOD = 천연의 항산화 효소
  3. 핵산(DNA, RNA) = 완화한 최음제
  4. 알로에 베라 = 탁월한 최음 드링크
  5. EPO(달맞이종자유) = 최상의 최음 영양소
  6. 정력식품(virility food)
  7. 채소(vegetables)
     = 거의 모든 질병의 예방과 치유
  8. 과일류(fruits) = 만성 퇴행성 질환 예방
  9. 콩류(legumes) = 파이토스테롤의 공급원
  10. 지방과 오일 = 정상 성기능 유지성분
  11. 육류, 생선, 치즈, 계란 = 건강한 성기능 유지
- 성 에너지(sexual vigor)의 필요성
  1. 꿀벌화분(honey bee pollen)
     = 성생활 증강제
  2. 로열젤리와 꿀 = 성 영양제

제10장

성영양의 개념과 필요성

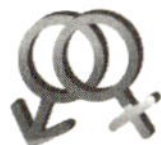

최적의 성건강을 위한 성영양

성(sex)은 하느님이 주신 지상 최고의 선물로 많은 노력을 필요로 한다. 훌륭한 성생활은 우연히 이루어지는 것이 아니다. 사랑의 행위가 성공적이기 위해서는 해당 인체 시스템을 양육해야 한다. 즉, 인체 시스템이 필요로 하는 영양소(nutrients)를 공급하는 것이 선결 조건이다. 성적 반응과 성욕은 단순한 본능만이 아니라 내부 시그널 시스템의 건강이 유지되어야 가능하다. 신경, 뇌, 성샘, 내분비선, 혈관과 기타 부위의 내적 환경이 회복되어야 한다. 성적 자극이 존재할 때 전체 성기관이 효율적으로 작동할 필요도 있다.

성욕 저하는 늙거나 흥미를 잃어서 생기는 불가피한 결과가 아니고, 충분량의 영양소를 효율적으로 섭취하지 못하거나 대사능력을 잃은 것에 기인한다. 따라서 영양물질이 결여되면 성적 흥미, 성적 반응 및 성 수행력이 저하된다.

신혼 초에는 사랑과 성적 매력이 너무나 강렬하기 때문에 연인들은 그들의 열정이 결코 식지 않을 것으로 믿는다. 그러나 세월이 흐름에 따라 성적 열성과 능력이 저하됨을 느끼게 되어 더 이상 사랑을 하지 않거나 성을 충족시킬 수 없게 된다. 실제 연구 결과 성욕은 육체적 건강에 의해 크게 영향을 받는다는 사실이 밝혀지고 있다.

당연히 있어야 할 환상적인 성생활과 달리, 활기 없는 성생활의 문제점은 종종 영양 부족 또는 무분별한 식이섭취에 기인한다. 이와 같은 사실은 2년에 걸쳐 3,000여 명을 대상으로 한 연구조사에서 밝혀지고 있다. 따라서 수많은 사람들이 성적 곤란에 대해 훌륭한 영양학적 충고를 절실히 추구하는 실정이다. 성영양은 영양학적으로 성욕을 개선, 증진 및 흥분시키는 방법이다. 따라서 성영양은 평생 동안 최적의 성건강을 위한 식이요법(diet), 보충제(supplements) 및 기교(techniques)의 종합프로그램을 제공한다. 건강한 육체가 비건강한 육체보다 더욱 큰 성욕을 즐길 수 있다는 것은 기정사실이다.

결국 건강을 개선시키는 정확한 정보를 파악함으로써 성적 쾌감과 욕망 및 극치를 증대시킬 수 있다. 성적매력(sexy)이 있다는 것은 여러 가지 측면에서 건강함을 의미하게 된다. 오늘날 남녀 공히 섹시하다는 것은 영양상태가 좋고, 균형 잡힌 좋은 몸매, 활동적이고 생동적임을 의미한다.

사랑행위 = 높은 건강상태 유지

사랑행위(lovemaking)는 어떤 형태를 취하든 간에 참여자의 정신적,

정서적, 도덕적, 육체적, 영적 측면에서 생체 항상성의 혜택을 얻을 수가 있다. 생체 항상성(homeostasis)은 최적상태가 어떻게 변하든 간에 체온, 혈압, 산-염기 균형 등을 조절하는 내적 시스템이 정상 및 평형을 유지하는 것을 말한다. 생체 항상성을 가진 사람은 고수준의 건강을 느낄 수 있다. 고수준의 건강을 가진다는 것은 병이 없는 상태라는 것이 아니라, 균형 잡힌 몸매를 유지하며, 적절히 음식을 섭취하고, 규칙적으로 성관계를 즐기고, 운동을 하며, 숙면을 취하고, 금연하고, 술을 과음하지 않는 것을 의미한다.

고수준의 건강상태 하에서는 자기의 잠재력을 최대로 발휘할 수 있다. 생체항상성을 유지하는 연인이 되기 위해서는 성적 충족감을 교환함과 동시에 양호한 건강을 달성하고 유지하는 데 초점을 맞추어야 한다. 생체항상성 상태에서 인체의 60조 세포는 기능을 최대로 발휘하게 된다. 만일 내부로부터 정신적, 육체적 건강을 유지하게 되면, 평상시 일상생활에서 나타나는 모든 스트레스를 긍정적으로 인식하며 행동하게 된다. 고수준의 건강상태를 유지하면 모든 어려운 상황에서 정신적, 정서적, 육체적 장애를 최소화한다. 연인들 간 성적 충족감이 달성되면 각자에게 원기회복이 이루어져서 자양분 역할을 하게 된다. 사랑의 행위 과정 중 긴장도가 증가됨과 동시에 해소되고, 빠르고 깊게 호흡하며, 연인의 육체를 지원하는 접촉을 향유할 수 있다.

성행동은 정신을 각성시키고 상호 치유시스템을 가져다준다. 섹스는 인간생활의 중요한 중심적 기능을 하며 정상 상태 하의 성교는 완전한 혜택을 부여한다. 따라서 금욕(abstinence)은 비건강을 의미한다.

성교 전의 사랑과 성행동

사랑행위는 남성이 자기의 페니스를 여성의 질에 삽입하는 것으로 시작할 필요가 없다. 이와 같은 행동은 한 단계의 성교에 지나지 않는다. 성교에 이르는 행동은 대부분의 남녀, 특히 발기불능의 남성 및 불감증의 여성에서는 중요한 의미를 갖는다.

성교 전 행동은 각각의 파트너에게, 모든 인간이 필요로 하는 친밀감과 애모의 정을 제공해 준다. 키스는 성교의 전주곡(prelude)이며, 따라서 연인의 얼굴 주위, 즉 볼, 목, 눈꺼풀, 입을 부드럽고 가볍게 키스로 시작하는 것이 중요하다. 또한 연인의 혀, 입술, 또는 귓불을 약간 깨무는 것도 좋다. 껴안기 및 가벼운 접촉도 사랑의 행위시 또 다른 형태의 자연의 전주곡이다.

남성이 여성의 성기를 접촉하게 되면 여성은 성적으로 흥분됨과 동시에 기쁨이 배가된다. 또한 질의 삽입에 앞서, 입을 기쁨의 도구로 활용할 수가 있다. 커닐링구스(Cunnilingus)는 여성의 음핵 또는 질을 입으로 자극하는 행위를 말하고, 펠라치오(fellatio)는 남성의 페니스를 입으로 자극하는 것을 말한다. 속어로 남성의 오럴섹스를 '막대 얼음사탕과 페니스(popsicles & penises)', 여성의 오럴섹스를 '외음부 및 꿀단지(vulvas & honey pots)'로 표현하기도 한다. 깨끗한 성기는 보통 사람의 입보다 세균 수가 더 적기 때문에 특히 식자들에게 널리 이용되는 사랑행위의 테크닉으로 수용되고 있다.

여성의 경우, 음핵 가장자리에서 항문근처까지 민감도가 강렬하기 때문에 장시간에 걸쳐 입으로 자극하면 거의 예외 없이 환희의 반응을 가져올 수 있다. 혀, 이빨 및 입술의 효과는 손가락보다 우수하다. 마치 성교시의 페니스처럼, 한두 개 또는 그 이상의 손가락을 가볍게 사용하면 된다. 이와 같은 방법으로 시간을 끌게 되면, 성교가 보다 용이하게 된다. 왜냐하면 질 동굴의 전반에 걸쳐 윤활액이 더욱 많이 분비되기 때문이다. 이와 같은 사랑의 행위를 통하여 흥분이 되면, 파트너의 육체는 성교에 대한 욕망이 증가되고, 질은 만반의 준비를 갖추게 된다.

질은 4인치 길이의 유연한 관으로서, 보통 때는 질벽이 서로 접혀 개구부가 거의 존재하지 않는다. 그러나 일단 질이 흥분되면 외부 3분의 1이 성선자극에 반응하여, 자발적으로 페니스를 수용할 준비가 갖추어진다. 이때 질 입구를 조절하는 근육은 자동적으로 이완되고, 질 내부는 더 길어지고, 더 넓어진다. 따라서 질벽은 더욱 매끄럽고, 더욱 민감하고, 유연해지고, 더 잘 늘어나서 페니스가 삽입되면 딱 붙잡게 된다.

여성이 자기의 입을 질처럼 사용하면 남성에게 빠른 쾌감을 줄 수 있다. 만일 입 안에 사정을 하게 되면 이를 삼킬 것인가, 또는 뱉어낼 것인가, 그것이 문제다. 금방 사정한 정액은 순수 단백질로 구성된 체액에 지나지 않는다. 따라서 단백질에 알레르기가 없다면 삼켜도 해롭지 않다. 성학자들의 보고에 의하면 25세 이하의 85%가 오럴섹스를 즐기고 있고, 그 이상 나이의 결혼한 부부들은 더욱 높은 비율을 차지하고 있다고 한다.

현대인 식사의 문제점과 대책

오늘날 산업사회의 사람들은 처음부터 가정에서 만든 신선한 자연식품을 먹지 않고, 거의 대부분 정제되거나 가공된 통조림과 냉동 또는 사전 조리된 음식 및 인스턴트식품을 많이 섭취하고 있다. 이와 함께 청량음료와 알코올음료, 커피, 차 및 독성 중금속 함유 음식들을 과잉섭취한다. 특히 아침은 도넛, 점심은 햄버거, 저녁은 소스가 가득한 요리를 많이 먹는 경향이 있다. 이와 같은 음식을 다른 말로 표현하면 설탕이나 소금, 흰 밀가루와 지방 및 잠재적으로 위험하고 불필요한 화학첨가제를 많이 섭취한다는 뜻이다.

이처럼 잘못된 식습관에 대하여 지불하는 대가는 저수준의 건강(low-level health)이다. 이로 인해 발생하는 현대 질병의 초기 증상으로서는 성적 생리학의 불쾌한 변조로 나타난다.

오늘날 식이가 대부분의 중증 퇴행성질환의 주요 원인이라는 것은 자타가 공인하고 있다. 성기능장애도 신체 부속품의 퇴행에 기인된다. 여기에는 혈관과 내분비선, 성기, 신경 및 마음 등 수많은 상이한 기관 또는 시스템이 포함된다. 식사와 연관된 성기능 연령에서는 지속적으로 증가된다. 특히 중년기에는 과식과 음식의 무분별한 선택 및 운동 부족이 주원인이다.

우선 기본적인 치료법은 식습관의 교정과 보다 사려 깊은 음식의 선택이다.

성건강(sexual health)과 단백질

단백질은 인체 내에서 물 다음으로 많아 체중의 22%를 차지하고 있다. 이것은 모든 살아있는 세포의 구성성분으로서 에너지를 위한 연료를 공급하고, 인체조절제, 효소생산자, 면역계 증강제 및 내분비선 촉진제로 작용한다.

일반적으로 평균 남성의 경우, 식이성 단백질은 매일 56그램이 필요하고, 평균 여성의 경우는 매일 46그램을 필요로 한다. 그러나 단백질을 너무 많이 섭취하면 간(liver) 악화의 주요 원인이 된다. 간 기능이 저하되면 과잉의 당이 혈류로 유출된다. 이렇게 되면 고인슐린 혈증이 야기된 후, 저혈당증이 일어난다. 이것은 가정주부 피곤증후군과 직장인 피곤증후군의 생리적 이유 중 하나로, 그 결과 성기능 장애를 일으키게 된다. 동물성 단백질은 주로 소고기, 돼지고기, 생선, 가금류, 계란 및 유제품에서 주로 공급된다.

일반적으로 동물성 단백질을 많이 먹게 되면 심장질환과 연관된 포화지방 및 콜레스테롤을 많이 소모하기 때문에 건강에 위험을 초래한다. 또한 포화지방산과 콜레스테롤은 성건강에도 위험하다. 그렇다고 채식주의가 전체 성건강관리의 유일한 방법은 되지 못한다. 따라서 오랜 기간 동안 성 활동을 보장받으려면 특히 소고기와 돼지고기의 육식을 식물성 식품으로 대체하는 것이 중요하다.

보다 나은 성영양을 달성하기 위해서는 식물성 단백질을 서로 병용하거나 소량의 동물성 단백질, 즉 우유, 계란 또는 치즈와 같이 동시 복용하면 된다. 왜냐하면 여분의 아미노산을 저장할 수 없기 때문에 단백질 밸런스의 유지는 필수적이다. 식물성 단백식품 가운데 참깨(sesame)는 드물게 풍부한 아미노산을 함유하고 있다. 그러나 참깨는 아미노산인 라이신(lysine)이 약간 부족하기 때문에 콩(soy)과 동시 복용시 단백질 밸런스가 유지된다. 이것 이외에 참깨는 메치오닌과 트립토판의 아미노산을 충분량 함유하고 있다. 따라서 참깨는 모든 식물성 식품 가운데 단백질 밸런스를 맞출 수 있는 이상적인 식품이다.

포화 지방산 감소 = 성건강 유지

식품 가운데 지방은 성기능 유지에 필요한 지용성비타민인 비타민A, D, E 및 K를 인체에 저장시키는 데 큰 역할을 하고 있다. 일반적으로 모든 동물성 지방은 포화지방산이다. 식물성 지방으로 포화지방산을 함유하고 있는 것으로는 코코넛 및 야자유가 있다. 포화지방은 혈중 콜레스테롤을 증가시키기 때문에, 건강에 유해한 작용을 나타낸다. 반면에 견과류, 씨앗류, 옥수수, 땅콩, 올리브 및 생선 등에 존재하는 불포화산은 건강에 보다 유익하다. 생선은 대량의 불포화지방을 함유하고 있는 유일한 동물성 식품이다. 또한 해바라기씨, 대두, 홍화씨 및 옥수수 등에 함유되어 있는 비정제 식물성유는 모두 다 불포화지방으로 혈중 콜레스테롤을 내려준다.

실제 과잉 지방을 섭취함으로써 야기되는 질환으로서는 성기능 장애, 비만 및 기타 퇴행성 질환 등이 있다. 특히 기름에 튀긴 음식은 성샘에 큰 악영향을 미치기 때문에 섭취를 삼가야 한다.

복합 탄수화물 = 성건강에 유익

탄수화물은 좋은 것과 나쁜 것의 두 가지 종류가 있다.

건강에 나쁜 탄수화물은 정제된 것으로 소다수, 알코올, 잼, 케이크, 쿠키, 캔디 및 아이스크림에 함유된 것으로서, 열량이 높고, 품질이 낮아 인체대사에 필요한 필수 영양소가 결핍되어 있다.

반면에 좋은 탄수화물은 통곡류, 콩류, 견과류, 씨앗류 및 채소에 많이 함유된 비정제의 복합 탄수화물이다. 복합 탄수화물은 단당으로 전환되어 완전 소화가 되려면 약 4~6시간이 걸린다. 더구나 복합 탄수화물은 비타민, 미네랄, 섬유질 및 기타 영양소를 함유하고 있는 이점을 가지고 있다. 따라서 복합 탄수화물은 간, 부신 및 췌장과 같은 성 활동에 관여하는 인체기관의 완전성을 유지하는 데 큰 역할을 수행하고 있다.

연인의 식이요법(Lover's Diet)

기본적으로 추천 식이로는 지방(특히 포화지방), 콜레스테롤, 염분, 설탕함유식품 그리고 기타 정제식품을 적게 섭취하고, 대신 신선한 과일(비타민A, C 등 함유), 신선한 채소, 식물성 단백질(콩류, 두부 등)을 많이 섭취한다. 그리고 식이요법의 가이드라인으로서는 육류(소고기, 돼지고기 등)를 1주 3회로 제한하고, 생선 또는 가금류를 선택하고, 알코올과 설탕 및 염분 섭취를 제한하고, 생음식을 많이 먹고, 1일 3회의 대식사 대신 1일 소량씩 6~8회로 식사를 한다. 그리고 아침을 항상 잘 먹고, 통조림 또는 말린 과일을 피하고, 요구르트 및 유산균 밀크와 같은 배양 유제품을 먹고, 완전 금연을 하여야 한다. 특히 아침식사는 긴 밤을 끝까지 지탱해주는 에너지를 제공해 줌과 동시에 성충동을 증대시켜주는 하나의 좋은 방법이다. 또한 오트밀은 복합 탄수화물을 충분히 함유하고 있기 때문에 대낮동안 뿐만 아니라 유희시에도 도움을 준다. 오트밀과 계란을 같이 먹으면 비타민B6 및 B12의 공급에 큰 도움을 줌으로써 성욕을 유지해주고 스트레스에 직면했을 때도 안정감을 제공해준다.

발기부전 치료의 식이성 핵심 포인트(key points)와 천연방식의 접근

발기부전(ED)의 식이성 핵심 포인트는 첫째, cyclic AMP 농도 증대(비아그라의 작용기전)를 들 수 있다. 프로스타글란딘 E1(PGE1)처럼 인체에 유익한 아이코사노이드(eicosanoids)의 생산을 증대시키면 cAMP가 증대되어 혈관확장작용이 일어나고, 반면에 인슐린은 저하되기 때문에 발기부전 치료의 초석이 될 수 있다. 타입2 당뇨병의 발기부전율은 35~37%나 된다. 그 이유는 과잉의 인슐린은 나쁜 아이코사노이드를 과잉 생산하여 혈관 수축을 야기하기 때문이다.

cGMP는 산화질소(nitric oxide)의 생산이 증가함에 따라 생성된다. 그 해답은 알기닌(arginine) 아미노산을 풍부하게 함유하고 있는 단백질을 복용하면 된다. 알기닌 풍부 함유식품으로는 대두(soybean)와 칠면조가 있다. 즉, 알기닌 풍부 식품을 적당량 섭취하지 않으면 충분한 cGMP를 만들 수가 없게 된다. 따라서 발기부전을 예방할 수 있는 식이성 전략의 첫 번째 단계는 인슐린 농도가 상승되지 않게 함으로써, 프로스타글란딘 E1(PGE)의 생산을 증대시키는 데 있다. PGE1을 생성시키기 위해서는 어유(fish oil)의 주성분인 EPA를 복용하면 된다. 두 번째 단계로서는 알기닌을 풍부하게 함유하고 있는 단백질의 공급원인 대두와 칠면조를 적당량 섭취함으로써 cGMP 생산을 촉진시키면 된다. 특히 산화질소는 철분 보유 효소 또는 단백질과 신속히 결합한다. 이들 철분 보유 효소의 하나가 guanylate cyclase다. 이와 같은 특수효소는 2차 메신저인 cGMP을 만들 수 있기 때문에 매우 중요하다. 산화질소가 이 효소와 결합하고 있는 한 지속적으로 cGMP가 생산된다. 이것의 세포반응 중의 하나가 혈관확장의 증가다. 비아그라는 페니스에서 발생된 cGMP의 파괴를 억제하여 cGMP의 혈관확장작용으로 말미암아 장시간 동안 발기를 유지할 수가 있다. 산화질소(nitric oxide)는 대기 오염 및 담배연기의 한 성분일지라도 인체가 내부에서 산화질소를 만들 수 있는 유일한 방법은 알기닌 아미노산을 섭취하는 길밖에 없다. 알기닌은 NOS(nitric oxide synthease)로 알려진 효소의 기질(substrate)로 작용한다.

발기 부전의 천연 어프로치법으로서는 식이, 운동 그리고 영양보충제가 주류를 이루고 있다. 특히 적합한 영양은 정력결정의 주요 역할을 한다. 거기에 중요한 식품으로서는 채소, 과일, 통곡식과 콩 등이고, 단백질은 필수적인 성분인 생선, 치킨, 칠면조 등을 섭취한다. 그리고 정력 증강의 특수식품으로서는 간, 굴(oysters), 견과류, 씨앗류 그리고 대두 등이다.

기타 성기능의 주요 영양소는 필수 지방산과 비타민류다. 또한 운동은 성건강 유지의 필수 요건이다. 그리고 식물 기원의 보충제인 은행잎 추출물, 고려인삼, 무이라 푸아마 추출물 등을 복용한다.

침실의 정력식품

남성들은 발기부전으로 고통을 받고 있는 사람뿐만 아니라 발기부전이 없는 많은 남성들까지도 침실에서 보다 나은 성수행력에 흥미를 가지고 있다. 아마도 환관(eunuchs) 및 성직자를 제외한 살아있는 거의 모든 남성들은 정력(potency)에 관심을 보일 것이다. 마치 정력이 남성다움의 본질인 것처럼 간주하는 사회적 관습에 영향을 받은 것이다. 따라서 기회가 주어지는 대로 '푸른 다이아몬드(blue diamond)'의 사용을 계속하는 사람들이 많다.

그러나 이에 앞서 먼저 페니스에 활기를 불어넣는 값이 싸고 천연의 수단인 식품에 대하여 알고 있는 사람은 그리 많지 않다. 정력, 쾌감 및 장수를 보장해주는 몇 가지 가이드라인을 여기에 소개한다.

1. 물(water)

모든 운동선수들은 효과적으로 경쟁하기 위하여, 충분한 에너지, 스태미나 및 지구력을 가지기 위하여 몸을 적절히 수화할 필요가 있다. 섹스 시에도 동일한 접근을 적용하여야 한다. 매일 액체를 9~11컵을 마시되

이중 5컵 또는 6컵은 물이어야 한다. 또한 아침에도 물을 마신다. 이렇게 하면 귀중한 침실의 시간을 잠자는 데 낭비할 필요가 없게 된다.

2. 셀러리(celery)

이 채소는 잠자리에서, 열정을 자극하는 데 도움을 준다. 마법의 성분은 다름 아닌, 안드로스테논(andro-sterone) 및 안드로스테놀(androstenol)로서, 이것은 여성을 자연스럽게 유혹할 수 있는 페로몬(phermones)이라는 화학물질이다. 셀러리의 줄기를 씹자마자, 이와 같은 분자는 여성의 잠재의식의 설득을 통하여 의심치 않게 행동을 하게 한다. 또한 동일한 분자는 남성도 흥분하게 만든다.

3. 초콜릿(chocolate)

우선 초콜릿은 부정할 수 없는 섹시한 성분인 코코아를 함유하고 있다. 코코아는 더 좋은 연인으로 만들어 줄 어떤 화학물질을 가지고 있다. 첫 번째 군에 속하는 메칠잔틴(methylxanthines)은 피부의 민감성(sensitivity)을 증가시키는 자극제다. 두 번째의 것은 환희의 상태로 연결시켜 주기 때문에 소위 '사랑의 분자(love molecule)'로 불리는데, 이는 페닐에칠라민(phenylethylamine)이라는 화학물질이다. 페닐에칠라민의 화학구조는 암페타민(amphetamine)과 유사하기 때문에 연인들이 좋은 기분상태를 경험하게 한다.

4. 바닐라(vanilla)

바닐라는 아이스크림과 잘 어울린다. 바닐라아이스크림은 칼슘 200mg

과 더불어 성욕을 확대하고 증대시키는 인(phosphorus)을 제공해 준다. 사정을 조절하는 근육은 아마 오르가즘을 강화시킬 수 있는 최대의 힘으로 분출하기 위하여 충분한 인을 필요로 한다.

추가적인 보너스로, 실험실의 연구자들이 발견한 바에 의하면 단순히 바닐라의 냄새만 맡아도 남성은 친교무드에 빠지게 된다고 한다.

평생 동안 섹스를 즐길 수 있는 식품

지난 수십 년간 성기능은, 노년과 더불어 감소한다는 것이 당연한 것으로 간주되었다. 만일 남성이 60세가 되어서도 침대스프링을 삐걱거리게 할 수 있다면 운이 좋은 사람으로 여기고, 80세가 되어서도 그렇다면 '작은 신(mini-god)'으로 여긴다. 그러나 잘 관찰해보면 다름 아닌 식이와 운동이 모든 것을 좌우한다는 사실을 알 수 있다.

발기부전과 연관된 질환을 분석해보면 다음과 같다.

2003년 연구에 의하면 비만인 사람들은 고도의 발기부전 위험을 가지고 있다. 그리고 심장질환과 연관된 위험인자는 발기부전의 위험증가와 상관성을 나타낸다. 이것은 동맥이 딱딱하게 되거나 막히면 음경에 혈액공급이 더욱 어렵기 때문이다.

2000년 하버드 연구팀의 연구에 의하면 콜레스테롤의 농도가 높으면 발기부전 위험이 증가된다는 사실이 밝혀졌다. 또한 인슐린 의존성 당뇨병을 가진 남성의 약 50%가 55세 이후 어느 정도의 발기부전을 가지고 있다는 보고가 있다. 왜냐하면 이 질환은 순환불량과 말초신경증(성적 자극이 적절하게 뇌로 전달되지 않는 질환)을 야기하기 때문이다. 그 결과 이 양자가 직접적으로 발기부전에 기여한다. 이와 같은 질환은 모두가 주로 식품에 의해 야기된다는 것을 알 수 있다.

올바른 식품을 먹으면 인체는 올바르게 기능을 수행하고, 식품을 남용하면 문제가 시작된다. 포화지방이 인체에 축적되고 콜레스테롤이 증가하면 심혈관 질환이 시작되고, 음경의 미세혈관도 막히게 되고, 혈류가 하나의 문제가 되어 성기능이 감소된다. 이것은 극복이 가능하다. 장기간 건강한 체중을 유지하고, 규칙적으로 운동하며, 정제 탄수화물의 섭취를 조절하고, 포화지방과 콜레스테롤을 제한하는 반면, 항산화제, 과일, 채소를 충분히 섭취하면 음경동맥의 차단으로 야기된 정력문제를 경감하는 데 도움을 줄 수 있다. 또한 건강한 심장을 촉진하고 당뇨병을 예방하는 데 도움을 주는 모든 식품도 성기능을 유지하는 데 중요한 역할을 한다.

평생 동안 발기부전을 개선할 수 있는 몇 가지 특이한 식품을 소개한다.

1. 복숭아와 블루베리

복숭아는 비타민C로 가득 차 있고, 비타민C가 체내에 부족하면 정자의 수가 저하될 수 있다. 블루베리는 대자연 버전의 비아그라라고 볼 수 있다. 이 과일들은 수용성 섬유질(soluble fiber)을 다량 함유하고 있다. 이 섬유질은 물에 녹아서 혈류를 따라 순환할 때 동맥벽을 문질러 긁어낸다. 이와 대조적으로 불용성 섬유질은 녹지 않고 장을 통과한다. 블루베리의 예쁜 색은 안토시아닌(anthocyanin)이라는 식물성 화학물질에서 비롯된다. 이것은 혈관을 이완시켜 보다 자유롭게 혈류를 증가시키는 데 도움을 준다. 이와 같이 양호한 순환을 유지함으로써 만족할 만한 발기가 될 수 있다.

2. 소간

소간처럼 눈길을 끌지 않는 식품도 드물 것이다. 소의 간은 수정(fertility)을 증대시키는 다량의 비타민A를 함유한다. 연구 결과 매일 비타민A를 충분히 섭취하는 남성은 그렇지 않은 남성보다 더 높은 정자 수와 성적 수행력을 보였다. 비타민A의 농도가 저하되면 정자 수는 급격히 떨어진다. 소간은 충분량의 아연을 제공해주기도 한다. 인체는 매 사정시 1일 요구량의 3분의 1에 해당하는 5mg의 아연을 배출한다. 따라서 잦은 사정은 아연의 공급 부족을 야기할 수 있다. 간은 동물의 육체에서 독소를 여과하는 여과기로 작용하기 때문에, 친환경 농장의 제품을 먹는 것이 좋다. 또한 간은 콜레스테롤을 고농도로 함유하고 있기 때문에 소량씩 먹는 것이 좋다.

3. 브라질 넛(brazil nut)

환경적 독소는 정자에 손상을 입혀 세포 내 DNA에 돌연변이를 야기한다. 그 결과 선천적 결손증의 아기를 낳는 위험을 증가시킨다. 이런 일을 예방하기 위한 하나의 방법은 브라질 넛을 충분한 양을 먹는 데 있다. 브라질 넛은 셀레늄을 풍부하게 함유하고 있어 정자세포의 활성과 건강을 유지한다. 수정 문제를 가진 남성에게 셀레늄의 섭취를 증가시키면 남성은 발기가 더 잘 되고 정자세포를 더욱 많이 살아있게끔 한다. 브라질 넛은 비타민E를 고농도로 함유하고 있어서 정자세포를 활성산소로부터 보호한다.

4. 알코올 삼가

알코올은 단기간 효과는 물론 성욕에 장기간 영향을 미친다. 과량의 알코올을 장기간에 걸쳐서 마시면 남성호르몬의 장기간 생성 저하 및 남성 성기관의 민감성 감소에 영향을 미치게 된다.

5. 아연의 적절한 복용

아연 결핍증은 남성의 성 호르몬인 테스토스테론의 농도 저하와 연관을 가지고 있으며, 아연보충제를 투여하면 수정은 물론 상실된 정력을 회복할 수 있다. 연구자들의 견해에 의하면 아연은 프로락틴(prolactin)이라는 호르몬의 체내 생성을 감소시킴으로써 성욕을 증대시킨다고 한다. 아연보충제는 아연 흡수에 영향을 미치는 카페인과 동시 복용을 피하고, 비타민C와 같이 복용하면 좋다. 아연의 가장 탁월한 공급원은 붉은 육류와 가금류의 검은 고기이다. 곡물류와 콩에서도 아연은 발견된다. 생선과 기타 해산물도 좋은 선택이 될 수 있다. 최음제로 알려진 굴도 아연을 고농도로 함유하고 있다. 남성의 아연 1일 추천용량은 15mg이다.

6. 엽산(folic acid)의 섭취 증대

엽산과 정자 수, 정액의 품질과 성욕 간에는 양의 상관관계가 성립한다. 고농도의 엽산은 고도의 정자 품질에 부합된다. 엽산은 수용성 비타민B로서 시금치와 로메인 상추와 같은 진한 녹색 잎 채소는 물론 브로

콜리, 시트러스 과일, 콩류, 견과류, 통곡식빵에서 발견되고 있다. 아연과 엽산을 동시에 복용하면 상승작용을 나타낸다. 어떤 연구에서 정자 수가 정상 또는 평균 이하인 남성에게 아연과 엽산보충제를 같이 투여한 결과, 정자 수가 74%까지 증가되었다.

7. 콩(soy)은 신중을 기할 것

동물실험 결과 콩을 먹으면 남성생식기관을 변화시켜 성기능 부전을 야기한다는 사실이 발표된 바 있다. 그러나 콩은 발기부전을 야기하는 심혈관질환 및 전립선암에 대해 보호작용을 하는 등 많은 혜택을 가지고 있기 때문에 먹는 것이 좋다. 너무 많이 콩류에 의존하지 말고 적당량 먹으면 된다. 적당량의 섭취는 콩의 잠재적인 부작용을 막을 수 있다.

성욕증대 영양소(nutrients for libido)

수백 가지 인자들이 성적 반응력은 물론 성적 감각, 스태미나, 에너지 및 성욕의 정도에 직간접적으로 영향을 미친다. 이중 가장 영향력이 있고 통제가 가능한 인자로는 식이와 생활양태가 있다. 현재 먹고 있는 음식은 성감과 연인의 반응 정도와 깊이 관련이 있다. 영양은 번식, 환경 또는 교육보다도 성적 능력에 더욱 강력하게 기여하는 인자이다. 누구든지 건강한 육체와 맑은 정신을 가지고 있으면 양호한 성생활을 향유할 수 있다. 성행위에 대한 흥분 정도와 전반적인 성적 지구력은 양호한 전신건강의 직접적인 반영이다.

생체 항상성은 인체가 이상적으로 모든 호르몬, 체액, 효소기능이 완전한 조화를 이루는 상태를 말한다. 이와 같은 생체 항상성이 유지될 때 최고의 에너지를 가지게 됨과 동시에 최고조의 성적 상태에 있게 된다. 성적 자극에 쉽고 자연스럽게 반응함으로써 파트너를 만족시킬 뿐만 아니라 자기도 만족하게 된다.

실제 수많은 스트레스 인자, 즉 대기오염, 불안, 술, 약물, 질병, 수술, 정크푸드, 비만, 극도의 더위나 추위, 독성 식품첨가제 등이 인체기능에 악영향을 미쳐서 생리적 고통을 초래한다. 이와 같은 공통의 스트레스 인자들이 인체의 생체 항상성을 깨뜨리게 되는 것이다. 그렇기 때문에 스트레스 인자들을 제거하지 못하거나 최적 영양(optimal nutrition)으로 극복하지 못하면 사랑행위를 즐기는 데 지장을 초래하게 된다.

대부분의 사람들은 준임상적 질병상태, 또는 최적의 건강상태에 있기 때문에 성인 10명 중 1명이 완전한 발기불능 상태에 있게 된다. 심지어 아주 나이가 들거나 병색이 깊은 병자를 제외하더라도 성적으로 기능을 발휘하지 못하는 남성의 수가 놀라울 정도로 턱없이 많다.

정상적으로 기능을 발휘하는 남성의 50% 이상도 종종 정력문제로 시달리고 있다. 여성의 경우에도 성적으로 완전히 반응할 수 없는 여성이 무수히 많다. 실제로 이들은 사랑의 행위로 기쁨을 전혀 느끼지 못하거나 성교시 기쁨의 경험보다는 통증을 빈번히 접한다. 이런 모든 문제점은 단순하고 기본적인 식이 변화만으로도 경감시킬 수 있다.

인(phosphorus) = 성욕증대 직접 관여

필수 대사산물인 인을 함유하는 식품은 성욕과 성 반응을 개선할 수 있다. 인은 인체 내 풍부한 미네랄 중 한 가지로, 성욕에 직접적으로 관여함이 최초로 알려진 영양소이다. 인은 칼슘과 결합하여 기능을 발휘함과 동시에 대사에 의해 특이한 칼슘-인 비율이 유지된다. 또한 인은 대부분의 대사성 반응에 관여하며, 세포분열과 생식을 담당하는 핵단백질의 형성을 촉진한다.

유럽에서 인은 성기 강장제(genital tonics)의 치료제로 사용되고 있다. 중국에서 인은 성욕자극 요리인 바다제비집 수프의 주성분이자 최음제로 정평이 나 있다. 바다제비집(nest of the sea swallow)은 수프 재료로 사용되는데, 그 구성은 물고기 알을 붙들어 맨 식용해초로 되어 있으며, 인이 풍부하게 함유되어 있다. 실제 이 수프를 섭취하면 성욕이 증대되고 발기의 달성과 지속능력이 증가한다고 한다. 생선을 먹으면 성 활동이 증가되기 때문에 고대 이집트에서는 승려가 생선을 먹는 것을 금지시켰다.

인은 질소, 지방산, 글리세롤과 결합하여 모든 인체세포에 존재하는 물질인 인지질(phospholipid)을 생성한다. 가장 광범위하게 분포된 인지질로는 레시틴(lecithin)이 있다. 이것은 성 호르몬을 포함한 샘 호르몬의 분비를 촉진한다. 유럽의 의사들은 레시틴을 사용하여 성 쇠약증, 선분비 소진, 신경질환을 치유하기도 한다. 일반적으로 남성의 생식 분비액에는 레시틴이 고농도로 함유되어 있기 때문에 레시틴이 부족할 때에는 정력 또한 자동적으로 저하된다.

레시틴은 간, 난황, 생채소에 많이 함유되어 있다. 인을 풍부하게 함유한 식품은 호박씨로, 100그램당 1,144mg의 인을 함유한다. 해바라기씨는 100그램당 837mg의 인을 함유하며, 칼륨과 아연도 동시에 제공한다.

아연의 위력

아연(zinc)은 또 하나의 필수 미네랄로 남성호르몬인 테스토스테론의 활성효소로 작용하는 디하이드록시테스토스테론(DHT)의 합성에 필요하다. 평균 몸무게의 20세 남성의 인체는 정상적으로 항상 아연 2.2그램을 함유하며, 이들의 대부분은 고환에 축적되어 있다. 아연 함유량이 이 이하로 저하되면 성욕이 저하되고, 발기지속이 어려우며, 정액 생산량이 저하된다. 따라서 인체가 정상농도의 아연을 유지할 때 성적 수행이 가능하게 된다.

일반적으로 나이가 들어감에 따라 인체는 식품으로부터 아연 흡수율이 적어진다. 아연 예비 량의 고갈인자로는 끽연, 알코올, 커피, 감염증과 약물 등이 있다. 충분한 아연이 없으면 남성의 인체는 디하이드록시테스토스테론(DHT)을 산생할 수 없게 되어 그 결과 테스토스테론의 농도가 저하됨으로써 성적 흥분이 약화된다.

테스토스테론은 남성과 여성 모두에게 작용하는 성욕호르몬이다. 따라서 이 호르몬의 농도가 정상 이하로 저하되면 성욕이 현저히 감소되거나 소실된다. 성욕이 없으면 남성은 음경기능을 유지하기가 어렵다.

아연은 성기능 유지에 매우 중요한 영양소이다. 아연은 정액에 농축되어 있는데 빈번하게 사정하게 되면 체내 아연이 현저히 저하된다. 아연이 부족할 때에는 발기부전을 포함하여 정자 수가 현저히 감소됨과 동시에 전립선염에 잘 걸리게 된다. 아연은 여성의 질도 윤활에 필수적인 성분으로, 격렬한 성교시 통증보다 쾌감을 더해주게 된다.

아연을 풍부하게 함유한 식품으로는 신선한 굴(fresh oyster), 소간, 날계란, 생강뿌리, 멸치, 스테이크 등이 있다. 특히 신선한 굴은 100그램 당 1,487mg의 아연을 함유하고 있다.

비타민E = 섹스비타민

비타민E는 종종 섹스비타민으로 언급되는 중요한 항산화제이다. 성교시 음핵과 음경은 추가적인 산소를 운반하는 혈액을 필요로 한다. 비타민E는 혈액이 산화를 야기하지 않고도 산소를 효율적으로 신속하게 운반하는 데 도움을 준다. 폐경 후 여성에게 비타민E는 에스트로겐 대체요법(ERT)보다 더욱 안전하고 효율적으로 에스트로겐의 손실을 보충하는 데 도움을 준다.

비타민E는 갑상선과 연관하여 성욕에 효과를 나타낸다. 만일 성욕 저하를 경험하는 경우에는 비타민E 400IU를 복용한다.

비타민E를 풍부하게 함유하는 식품으로는 맥아유, 해바라기씨 등이 있다. 맥아유는 100그램 당 216IU를, 해바라기씨 100그램 당 90IU를 함유한다.

비타민A = 건강한 성샘(sex glands) 유지

계란은 성적 자극을 느끼게 하는 식품으로 추천되고 있다. 비타민A를 고농도로 함유하고 있기 때문이다. 비타민A는 발기부전과 불감증 환자에게 유용하다. 실제 이런 목적으로 하루 날계란을 2~6개 먹는 사람들도 있다. 조식 전 2~3개를 한꺼번에 먹고, 낮에 나머지를 섭취하는 것이다. 날계란을 먹는 이유는 식이성 콜레스테롤의 해독제인 레시틴을 함유하기 때문에 심장과 혈관에 위험을 야기하지 않기 때문이다. 그러나 살모넬라 중독은 심각한 문제가 될 수 있다.

비타민A는 고도의 정자 수 형성을 촉진한다. 비타민A는 남녀 모두에게 성호르몬 생성에 필요한 성분이다. 따라서 비타민A를 고농도로 함유하는 간유(cod-liver oil)나 베타카로틴 정제를 매일 복용하는 것이 바람직하다. 소간은 100그램당 비타민A를 약 43,900IU, 당근은 약 16,400IU를 함유하고 있다.

영양성 최음제(nutritional aphrodisiacs)

납을 금으로 변화시키는 비방을 찾아온 것만큼이나 사람들은 궁극의 최음제를 추구해왔다. 불행히도 현재까지의 성 연구가들은 그 정답을 찾지 못하고 있다. 최음제는 성욕을 증대시키거나, 성적 흥분을 고양하는 물질이나, 제제를 말한다.

옛날부터 지금까지 알려진 최음제는 약 2,000여 종이 넘는다. 굴, 초콜 릿, 부추, 마늘, 염소, 숫양과 황소 고환, 무소 뿔, 수돼지 쓸개, 흑곰 담 낭, 호랑이 음경수프 등이 있다. 그러나 대부분의 최음제는 실제 생리적 으로 유효하지 않으며, 경미한 성기능 부전을 일시적으로 경감하는 위약 효과로 무모한 남성들을 우롱한다.

과학이 발달하지 못했던 시절 사람들은 천연물질을 최음제로 사용해 왔다. 그러나 현대에는 실험실에서 최음제를 생산할 수 있게 되었다. 이 러한 인공물질로는 에스트로겐, 프로게스테론, 안드로겐 등의 약물이 포함된다. 현대의 합성 최음제는 고대의 부적이나 알코올성 강장제, 한 약 등을 대체하는 실정이다. 현재 합성제품은 성적 정력의 젊음의 샘으 로 간주된다. 그러나 아쉽게도 현재까지 성욕을 증대시키는 사랑의 미약 (love potion) 단일 성분은 없는 실정이다.

1. 페로몬 = 성흥분 촉진제

페로몬(pheromones)은 성흥분 촉진제(arousal stimulators)로서, 사람으로 하여금 섹시함을 느끼게 한다. 페로몬은 뇌와 신경계를 통하 여 이성의 행동에 영향을 미친다. 인간도 어떤 동물과 마찬가지로 페로 몬을 분비하고 반응한다는 사실이 과학적으로 입증되었다. 이와 같은 성적 매력의 촉매제가 발한의 성분들이다. 따라서 발취제, 발한 억제제와 같은 겨드랑이에 바르는 제품들은 라임행, 사향 냄새 등 다른 향에 근거 를 두고 있다. 모든 남성의 약 10%가 땀에 특수 페로몬을 가지고 있어 여성에게 성적 매력을 어필하게 된다.

 잠만 자는 남자, 메마른 여자의 성영양 플랜

이와 같이 신비하고 섹시한 화학전달물질이 바로 안드로스테론(and rosterone)이다. 인간의 피부나 털에서 발견되는 안드로스테론이 여성에게 잠재의식 하에서 강력한 성적 송신을 하게 된다. 여성들은 특수한 남자에게 왜 마음이 끌리는지 알지 못하면서 그 남성에게 섹시함을 느끼게 된다. 여성도 이와 동일한 형태의 페로몬을 가지고 있으며, 남성이 끌리게끔 화학적 신호를 보내게 된다. 여성의 페로몬은 코풀린(copulins)으로, 주로 여성의 질액에 존재한다. 여성들은 남성들보다 냄새에 약 1,000배 더 민감함을 보인다. 여성들은 대부분 고가향수의 기제로 사용되는 사향 유사냄새에 가장 잘 반응한다. 여성이 난소를 제거하면 이런 성적 냄새에 대한 민감성이 소실된다. 이럴 때 난소호르몬인 에스트로겐을 투여하면 냄새의 민감성은 다시 회복된다. 여성이 남성보다 직관력이 강하다는 것은 후각의 민감성이 하나의 예가 될 수 있다.

어떤 냄새에 의해 성적으로 흥분되면, 이것을 취각에 의한 성욕 흥분(osphresioagnia) 또는 취각성 성욕(osmolagnia) 상태에 있다고 말한다. 많은 사람들이 눈을 가린 상태에서 성적 파트너의 옷을 식별할 수 있다. 질액 페로몬인 코풀린을 기억하고 있기 때문이다. 코풀린은 배란기에 최대로 분비되는 질 내 산 혼합물이다. 이것으로 식별이 안 될 경우에는 깨끗한 인간의 피부와 모발의 냄새가 천연의 성적 유인제가 될 수 있다.

냄새의 샘으로는 항문과 성기부위, 유방 주위, 겨드랑이 등이 있다. 냄새 유발 스테로이드인 안드로스테론은 남녀 공히 부신에서 생성되며, 남자의 경우 고환에서도 산생(産生)한다. 또한 안드로스테론은 정상적으로 소변에 미량으로 분비되며, 남성의 배설 속도는 여성의 3~4배나 된다.

안드로스테론은 겨드랑이의 땀에 존재하며, 주로 남성에게 분비된다. 한 가지 입증된 사실로는 안드로스테론을 대량 분비하는 남성은 적게 분비되는 남성보다 여성에게 더욱 매력적으로 어필하는 경우가 많다는 사실이다. 페로몬은 이성에 대한 성적 자극제로 코를 통해 미인지 상태에서 흥분제의 역할을 수행한다.

2. SOD = 천연의 항산화 효소

대부분의 항산화제는 비타민C, E 그리고 베타카로틴의 형태로 식이성 보충제를 통해 외부에서 인체로 들어가게 된다. 그러나 우리 인체는 내인성 항산화제의 형태로 중요한 내부 경찰력(고유의 방어력)을 가지고 있다. SOD(superoxide dismutase)는 천연의 항산화 효소로서 일차적 목적은 파괴적인 활성산소인 수퍼옥사이드(superoxide)를 제거하는 데 있다. SOD는 활성산소로부터 인체의 일차 방어시스템이다. 영양학적 연구 결과 SOD와 같은 항산화 영양소가 남녀 성기의 조로를 예방한다는 사실이 입증되고 있다. 정자세포도 활성산소에 노출되면 비정상적으로 되어, 그 결과 적어도 일시적인 불임이 야기될 수 있다.

SOD는 미네랄 성분에 따라 세 가지 종류가 있다. 구리 함유 SOD, 망간 함유 SOD, 철분 함유 SOD가 있다.

현재 천연자원에서 나온 경구용 SOD제제가 시판되고 있으며, 1mg의 정제가 2,000단위의 활성을 제공한다. 시판 SOD제제의 주성분은 구리이며, 망간을 함유하는 SOD도 있다. 인체의 SOD 정상농도는 혈액 1ml당 $50-80\mu g$이다. 만일 SOD가 정상 혈중농도의 50% 이하로 감소되면 수퍼옥사이드 라디칼의 독성 증가로 치명적이다. 실제 SOD 보충제를 투

 잠만 자는 남자, 메마른 여자의 성영양 플랜

여하면 성적 스태미나와 최음 유사작용이 있음이 과학적으로 입증되고 있다.

3. 핵산(DNA, RNA) = 완화한 최음제

DNA 핵산식품은 세포 내 예비 핵산성분을 증대시켜 손상된 DNA 수복에 사용될 뿐만 아니라, 세포의 신진대사를 활발하게 함으로써 정력 감퇴 등을 개선한다.

DNA와 RNA를 병용 투여하면 성 자체의 탁월한 보존제로서 역할을 수행한다. DNA와 RNA는 핵산으로서 그 구조가 유사하여 기능 측면에서 상승작용을 나타낸다. DNA와 RNA를 건강기능식품으로서 투여하면 노화반점이 소실되고, 안색이 좋아지며, 피부주름이 감소하고, 에너지 농도가 상승한다. 이와 같은 반응은 젊음의 회복으로 이어져 동시에 성충동이 증대된다. 보충제의 투여용량은 RNA 대 DNA 비율을 10:1로, RNA 324mg, DNA 32.4mg의 용량을 투여한다.

4. 알로에 베라 = 탁월한 최음 드링크

알로에 잎은 두 가지 상이한 액을 함유하고 있다. 내측은 맑은 겔로 가득 차 있고, 두꺼운 알로에 표피는 쓴 맛의 황색 주스와 유액(latex)을 함유한다. 일반적으로 겔은 외용으로 사용하고, 라텍스는 건조시켜 경구용 하제로 사용하고 있다.

알로에 베라는 영양과 수분의 보고(store house)이다. 실제 알로에 베라 주스를 복용하면 남편들이 '방 안에서 부인의 꽁무니를 따라 다닌다'는 말이 있을 정도로 많은 사례가 보고되었다. 그 이유로는 알로에

베라가 각종 비타민과 미네랄, 알기닌을 포함한 아미노산 및 기타 수십
종 이상의 성분을 함유하고 있기 때문으로 보고 있다.

5. EPO(달맞이종자유) = 최상의 최음 영양소

달맞이종자유(evening primrose oil)는 비타민도, 호르몬도 아닌 최
상의 최음 영양소이다. EPO는 영양학적 측면에서 두 가지 종류의 불포
화성 필수 지방산을 함유하는 생약이다. 성적 반응을 고양시키는 특이
지방산의 공급원은 EPO의 천연 오일이다. EPO는 모유 이외에 리놀산
(linoleic acid), 감마 리놀렌산(gamma-linolenic acid : GLA)을 동시
에 함유하는 유일한 공급원이다. 이들 2종류의 필수 지방산은 인체에서
프로스타글란딘(prostaglandin)이라는 물질을 생성시켜 성 호르몬 반
응을 조절한다.

실제 GLA의 섭취 부족으로 인하여 체내 프로스타글란딘이 불충분하
게 되어 여러 가지 성적 증상이 나타날 수 있다. 여성의 경우 생리통이 심
해지고, 남성은 성교시 사정이 불충분하게 된다. 특히 여성의 경우 EPO
가 천연의 영양성 최음제이기 때문에 성욕이 상승될 뿐만 아니라 월경
전 증후군(PMS) 등이 예방 가능한 이점이 있다.

6. 정력식품(virility food)

성적 행복을 유지하려면, 전반적인 건강이 필수 불가결한 요소로 항상
지목된다. 일반적으로 인체가 건강하면 성 수행력이 증가된다. 이 반대도
성립한다고 볼 수 있다. 만일 남성의 성건강이 약화되면 전체적인 건강도
위험에 빠질 수 있다. 음경건강의 1차 방어선은 주로 세 가지 항목, 즉

식품, 운동, 보충제에 의해 결정된다. 이 세 가지 항목이 장기간 잘 유지될 때 발기부전을 피할 수 있다. 특히 영양은 정력을 유지하고 달성하려면 필수적이다. 정력식품의 목표는 정상적인 성기능을 유지하는 데 필요한 주요 영양소를 공급하는 데 있다. 콜레스테롤과 중성지방농도를 적절한 범위로 유지해주는 식품을 섭취하는 것 또한 중요하다.

원래 건강한 다이어트란 비가공의 천연식품을 충분히 섭취하는 데 있다는 것엔 반론의 여지가 없다. 이 가운데 특히 중요한 것으로는 식물성 식품인 과일, 채소, 곡물, 콩, 씨앗, 견과류 등이 있다. 이들 식품은 가치 있는 영양소를 함유하고 있을 뿐만 아니라 식이성 섬유 및 탁월한 건강증진 작용을 가진 기타 식품화합물을 제공한다.

7. 채소(vegetables) = 거의 모든 질병의 예방과 치유

채소는 가장 광범위한 영양소를 제공한다. 이들은 비타민, 미네랄, 탄수화물, 단백질의 풍부한 공급원이다. 채소가 함유하는 소량의 지방은 필수 지방산의 형태로 존재한다. 채소는 특히 카로틴, 섬유질과 같은 유익한 건강증진 물질을 대량 함유하고 있다. 라틴말로 채소는 생기, 활기를 돋는다는 뜻이다. 채소의 섭취가 생명의 활력과 연관이 있음을 사람들은 오래 전부터 알고 있었다는 뜻이다.

수많은 임상결과 채소는 많은 질병을 예방과 동시에 치료한다는 사실이 밝혀지고 있다. 미국의 국립암연구소는 채소를 최소 1일 3~5회 섭취할 것을 추천한다. 신선하고 생것 그대로 먹는 것이 좋다. 채소가 가진 대부분의 영양소와 건강증진 화합물이 가공된 채소보다 훨씬 고농도로 제공되기 때문이다.

양껏 섭취가 가능한 채소로는 양배추, 샐러리, 치커리, 배추, 오이, 상추, 무, 시금치 등이 있다.

8. 과일류(fruits) = 만성 퇴행성 질환 예방

과일류는 대부분의 중요한 항산화제인 비타민C, 카로틴, 플라보노이드를 함유하는 탁월한 공급원이다. 그러나 과일류는 채소만큼 유익하지는 못하다. 탄수화물이 많아 칼로리가 높은 경향이 있기 때문이다. 그럼에도 불구하고 과일을 규칙적으로 섭취하면 암, 심장질환 백내장, 뇌졸중 등 대부분의 만성 퇴행성 질환으로부터 우리 몸을 현저하게 보호할 수 있다. 과일류는 상당량의 과당을 함유하기 때문에 1일 4회 이하로 섭취하는 것이 바람직하다.

한편 과일류는 훌륭한 간식이 될 수 있다. 과일의 과당성분은 혈류로 서서히 흡수되기 때문에 백미나 설탕의 당분보다 인체에 부담이 적다. 설탕을 많이 함유한 잼, 과일 설탕조림과 같은 가공된 과일류는 1일 1회 이상 섭취하지 않는 것이 좋다.

9. 콩류(legumes) = 파이토스테롤의 공급원

콩은 한때 가난한 사람의 고기로 불렸으나 이젠 오히려 건강한 사람들의 고기로 더 잘 알려져 있다. 콩류는 곡물류와 비교했을 때 총 칼로리는 동일하나, 단백질을 2~4배 더 제공한다. 콩류는 특정 중요 아미노산이 부족하지만 곡물류와 함께 섭취하면 완전한 단백질을 형성할 수 있다. 많은 콩류 가운데 특히 대두는 탁월한 건강 혜택을 제공한다.

콩이 풍부하게 함유된 식사는 콜레스테롤 농도를 저하시키거나 당뇨병 환자에서 혈당조절을 개선하고, 대부분 암의 위험을 감소시키는 데 사용되고 있다. 따라서 콩류는 명확한 건강식품으로서 중요한 역할을 차지한다. 콩류는 대부분의 견과류 및 씨앗류와 마찬가지로 파이토스테롤(phytosterols)로 알려진 화합물의 공급원이다. 이와 같은 식물성 화합물은 구조적으로 남성호르몬(테스토스테론) 및 타 스테로이드 호르몬과 유사하다. 파이토스테롤의 콜레스테롤 저하작용은 이미 입증된 바 있고, 면역기능 증가작용도 판명되고 있다. 특히 대두는 베타-시토스테롤(beta-sitosterol)이라고 하는 파이토스테롤을 풍부하게 함유하고 있다.

10. 지방과 오일 = 정상 성기능 유지성분

일반적으로 동물성 지방은 실온에서 고체가 되는 포화지방이며, 식물성 지방은 실온에서 액체 상태인 불포화지방이다. 식물성 기름은 필수 지방산인 리놀산과 리놀렌산의 최대 공급원이다. 이들 필수 지방산은 우리 인체에서 신경세포, 세포막, 호르몬 유사물질인 프로스타글란딘의 성분으로 그 기능을 발휘하고 있다. 따라서 필수 지방산은 정상적인 성기능 유지에 필수적이다.

필수 지방산은 콜레스테롤을 저하시켜 동맥경화를 예방한다. 일반적으로 불포화지방산은 포화지방산보다 하루 최저 2배 정도 복용하는 것이 바람직하다. 견과류와 씨앗류가 남성의 성 화력을 회복하는 데 최선의 식품이라는 보고는 아직도 계속되고 있다.

견과류와 씨앗류가 식물생식의 부형물질로 작용하는데, 이 때문에 필수 지방산, 비타민E, 단백질, 미네랄, 섬유질, 기타 건강증진 물질을 제공한다. 일반적으로 견과류와 씨앗류는 고도의 기름 함량을 견고한 껍질 내에 저장하고 있다. 이 껍질은 광선과 공기에 의해 기름이 변질되는 것을 방지하는 천연 보호제로, 활성산소로부터의 손상을 막아준다.

11. 육류, 생선, 치즈, 계란 = 건강한 성기능 유지

이들은 각종 아미노산, 비타민B12, 헴철 등을 제공한다. 따라서 이들 식품은 건강한 성기능을 유지하는 중요한 영양소이다. 이들 식품은 소량 섭취하는 것이 바람직하나, 예외적으로 연어, 고등어, 청어와 같은 냉수어는 충분히 섭취하는 것이 좋다. 이들 생선은 오메가-3 지방산을 제공한다. 이 기름은 정자세포막의 중요한 성분인 동시에 콜레스테롤과 중성지방의 농도를 저하시키는 이점을 가지고 있다.

건강한 성기능과 생식기능을 유지하기 위해서 고환이나 남성의 성샘에는 정상적으로 대량의 '긴 연쇄 오메가-3(DHA)'가 함유되어 있다. 굴과 모든 갑각류(shellfish)가 정력식품으로 알려진 배경에는 이들의 DHA, EPA, 아연 함유량과도 관계가 있다.

성 에너지(sexual vigor)의 필요성

오래된 가구와 그림은 해가 갈수록 그 가치가 높아지나, 인간은 늙을수록 무가치한 존재가 된다. 그 이유는 나이가 들수록 에너지와 스태미나를 소실하기 때문이다. 대개 인간은 30~40대 초 중년이 되면 경제적으로 가장 생산적이다. 이때부터 에너지가 소실되기 시작하면서 상대적

격차가 발생된다.

우리 인체가 에너지 시스템에서 에너지 산생능력이 계속 감소되고 있다는 것을 의미한다. 즉, 나이가 들수록 에너지 생산시스템의 기능이 저하되어 뇌기능이 예리하지 못하고, 심장박동이 약화되고, 근육이 위축되어 더 피곤하고, 쇠약하며, 질병에 잘 노출된다. 이런 경우가 중년의 에너지 위기(energy crisis)로, 만성피로상태에 빠지기가 쉽다. 단적으로 말하자면 에너지가 부족해지면 지상 최대의 즐거움 중 하나인 섹스보다 잠자는 데 더 많은 관심을 가지게 된다. 에너지야말로 최고의 최음제라고 볼 수 있다.

대부분의 사람들은 에너지 부족으로 인해 감약되고 불만족스러운 성생활을 영위한다. 실제 충분한 에너지가 없으면 아무리 성욕이 있다 하더라도 성관계를 충분히 즐길 수가 없다. 때로 에너지가 부족한 사람들은 규칙적으로 성적 만족을 달성하는 사람을 보고 지나친 성생활로 간주하기도 한다. 문제가 되는 것은 성 활동이 아니고 낮은 에너지 수준이다. 성 에너지는 지구력으로서 쾌락행위를 달성케 해주는 밑바탕이 된다.

오늘날 현대인들이 섭취하는 가공식품은 합당한 성건강을 유지하는 데 부적절하다. 비자연적인 농사, 식품가공방법, 독성 화학물질 등의 도입으로 인해 비타민, 미네랄 등의 영양소가 소실되기 때문이다. 대부분의 성 문제는 식이불량과 연관이 있을 수 있다. 섹스를 에너지 용어로 표현하자면 오르가즘은 과잉에너지의 분출로 볼 수 있다. 남녀 모두 인체 내 독성물질로 인한 기능장애시 완전한 오르가즘을 달성할 수 없다.

성 문제를 호소하는 대부분의 여성들의 빈번한 문제점은 불감증으로,

파트너의 성적 도구로 사용되고 있다는 느낌과 가장 민감한 부위 중 하나인 젖꼭지의 촉감 저하, 오르가즘 도달 곤란, 질 감각 저하, 남성의 정액 배출로 인한 산성 열감 등을 들 수 있다.

남성들의 성적 호소는 발기부전, 조루, 질 내 음경삽입 후 산 열감(acid burn)을 느끼는 것 등이 있다. 산 열감은 여성의 질을 통해 제거된 독성 분비물에 의해 발생된다. 이와 같은 대부분의 성문제를 해결하려면 우선 성영양이 절실히 요구된다.

1. 꿀벌화분(honey bee pollen) = 성생활 증강제

화분은 꽃의 황금이라고도 불리는 수술가루를 말한다. 이것은 식물의 수정에 반드시 필요한 것으로, 생명의 근원인 식물생식세포의 미세입자이다. 세계 전역을 통한 임상실험에서 꿀벌화분은 완전한 식품으로 그 정평이 나 있다. 완전식품이라는 것은 인간의 생명과 건강을 유지하는 데 필요한 모든 영양소를 제공하는 식품을 말한다.

꿀벌화분은 생명의 모든 필수성분을 함유하고 있다. 정제식품 중 성 에너지를 증강하는 식품은 거의 없다. 그러나 꿀벌화분은 대량의 에너지를 제공하기 때문에 성 에너지의 1차 공급원이다. 꿀벌화분은 천연영양의 보고로, 185종 이상의 영양성분을 함유한다. 22종의 아미노산, 27종의 전해질, 모든 종류의 비타민, 호르몬, 효소, 탄수화물, 지방 그리고 미지의 물질이 들어 있으며, 이와 같은 모든 영양소가 상승작용을 나타낸다는 점이 큰 혜택이다. 이와 같이 꿀벌화분은 다양한 영양소로 가득 차 있기 때문에 수의근육에 충분한 에너지를 제공할 수 있다.

성교시 필요한 에너지의 양은 관여근육, 체중, 성 운동의 기간 등에 좌우된다. 전희, 후희, 성교시 근 수축은 대량의 칼로리를 소모한다. 맥박 수는 1분에 150 또는 그 이상으로 증가하는데, 이것은 운동선수가 최대로 노력할 때와 동일한 맥박 수에 해당한다. 엉덩이, 골반, 허벅지, 복부, 흉부, 팔다리, 목 등 온몸의 근육이 다발성 수축을 일으키기 때문에 1회 성교시 필요한 에너지는 통상 200칼로리 정도이다. 따라서 올림픽 선수들이 꿀벌화분을 복용하곤 한다.

꿀벌화분이 성 스태미나를 증가시키는 이유로는 대자연 최고의 완전식품이라는 점 이외에도, 호르몬 충진 꿀벌산물이라는 점이 있다. 즉, 꿀벌화분은 인체 뇌하수체 호르몬인 고나도트로핀(gonadotropin)과 거의 동일한 성샘 자극 호르몬을 함유하고 있다. 따라서 꿀벌화분을 복용하게 되면 성샘 자극제로 작용하여 남성호르몬 및 여성호르몬의 분비를 촉진한다. 이로 인해 발기부전이 크게 개선되고 정자의 생산이 극적으로 개선됨과 동시에 확고한 자신감을 갖게 됨으로써 불과 1개월의 복용만으로도 보다 나은 성생활을 수행할 수 있다.

또한 핵산인 RNA와 DNA를 고농도로 함유하기 때문에 최음제로서도 그 기능을 발휘하는 꿀벌화분은 강력한 생물학적 성샘 자극제로서, 성 에너지를 증강시킬 뿐만 아니라 약화 및 노화된 성샘을 회복시키고 성 스태미나 및 지구력을 올려 골반 운동시 근 지구력에 대한 스태미나를 제공해 오르가즘에 도달토록 지원한다.

2. 로열젤리와 꿀 = 성 영양제

로열젤리는 젊은 일벌이 화분과 꿀을 섭취해 일벌 체내에서 소화시켜 완전대사를 거친 후 인두샘으로 분비한 유백색의 진한 액체로, 새콤하고 특수한 냄새가 난다. 이 냄새는 다량의 호르몬 물질과 단백질에서 비롯한다. 로열젤리는 여왕벌만이 먹는 왕유로, 꿀벌보다 3배의 체중, 2배의 신장, 30~50배로 장수하며, 하루 2,000개의 알을 낳는 여왕벌을 만드는 데 절대적으로 필수 역할을 한다. 따라서 여왕벌은 태어나는 것이 아니라 만들어지는 것으로 보아야 한다.

로열젤리는 천연호르몬이 풍부하고 비타민B군, A, C, E, 각종 미네랄, 알기닌 등 20여 종의 아미노산을 함유하고 있다. 기타 특수성분으로는 생명의 원천인 핵산(DNA+RNA)을 풍부하게 함유하고 있고, 아세틸콜린은 신경전달과 샘분비를 촉진시킨다. 콜라겐의 전구물질을 함유하고 있어 노화과정을 억제하고 장수인자인 판토텐산도 함유하고 있다.

로열젤리는 또한 호르몬, 영양소, 효소 및 생촉매로 구성된 강력한 작용제로서 발기부전과 불감증에 특히 유용하며, 준 최음제(semi-aphrodisiac)로 작용하여 회춘과 장수에 실제적 기초물질로 인정받고 있다.

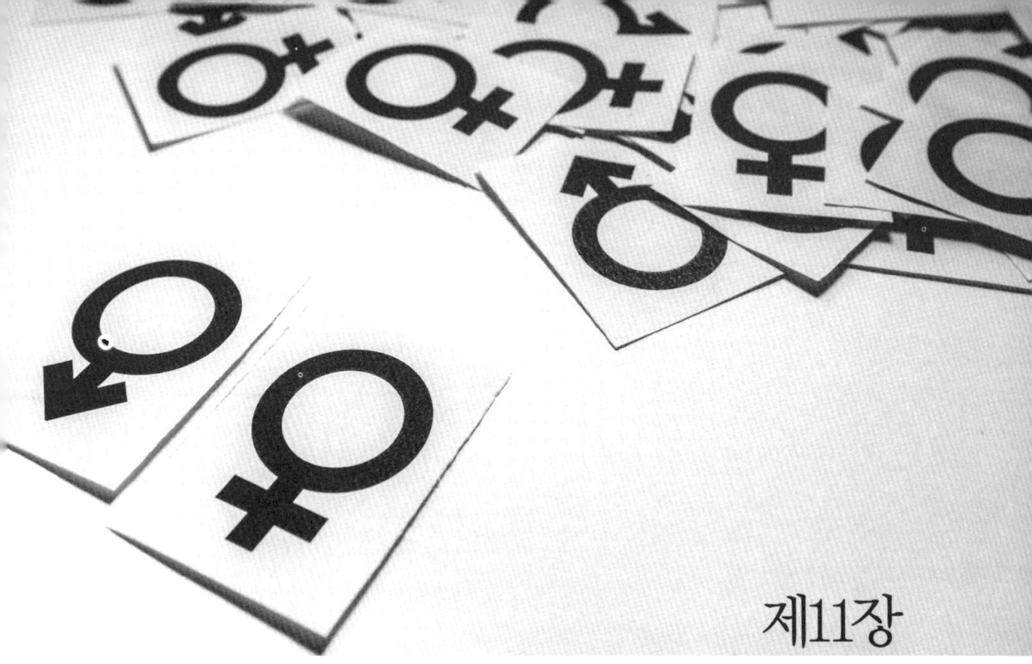

제11장

천연의 성영양 보충제

- 발기부전 치료제와 천연의 성영양제 간의 근본적인 차이점
- 중요 식물성 기원성분의 성욕자극에 대한 평가
  1. 남가새 추출물(Tribulus terrestris extract)
  2. 홍삼(Korean Red Ginseng)
  3. 귀리 추출물(Avena sativa extract)
  4. 오미자(Schizandra chinensis)
  5. 마카(Maca)
  6. L-알기닌(L-Arginine)
  7. 은행잎 추출물(Ginko biloba extract)
  8. 음양각(Epimedium sagittatum)
  9. 요힘바 피(Yohimbe bark)
  10. DHEA = 젊음과 건강의 호르몬
  11. 항산화제의 효과
  12. 비타민의 효과

제11장
천연의 성영양 보충제

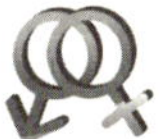

발기부전 치료제와 천연의 성영양제간의 근본적인 차이점

천연의 성욕자극제는 합제로 사용시 성욕(libido)을 증대시킬 뿐만 아니라 대부분의 인체 성적 반응 측면을 증가시킨다. 천연의 성욕자극제의 합제는 다양한 성적 장애의 생리적 기전에 전체적으로 접근함으로써 발기기능을 돕고, 성적 스태미나, 성욕 그리고 성 수행력을 증강시켜 오히려 발기부전 치료제의 합성 약물보다 우수하다고 볼 수 있다.

최선의 결과를 얻기 위해서는 남가새(Tribulus), 마카(Maca)와 같은 생약제제는 종종 2~5일이 소요되거나 그 이상 걸리기도 하지만, 일단 효과가 발효되기 시작하면 놀라운 변화가 생긴다.

최적의 성욕자극 효과는 천연제제의 배합과 이상적인 용량에 좌우된다. 천연의 복합제제는 합성약물과 달리 발기기능 이외에 성적 스태미나, 성욕, 성 수행능, 오르가즘과 클라이맥스, 성기관의 감각개선 등을 증대시키는 이점이 있다. 대부분의 현대인은 심지어 전문가라 할지라도 생약

제제의 강력한 성욕자극 혜택에 대해 잘 모르는 실정이다. 천연의 최음제는 일반적으로 합성약물보다 효과발현이 더 느리기 때문에 효과가 없는 것으로 오판되기도 한다.

현대인들은 대부분 즉시효과(immediate effect)를 나타내는 합성약물을 선호하기 때문에, 한두 시간 내에 효과를 보지 못하면 쓸모가 없다고 생각하는 경향이 있다.

대부분의 천연 성욕자극제는 최적효과를 나타내려면 수일 또는 그 이상이 소요된다. 현대인은 즉효약의 사회(quick-fix society)에 살고 있기 때문에 성생활도 신속히, 쉽게 개선하는 마법의 약물(magic pills)을 원한다.

천연의 치료법은 즉각적으로 발기부전 증상을 완화시키는 합성약물과 같은 즉효약보다 시간이 걸리나, 발기력을 회복하는 데 유용하고 무엇보다도 안전성 측면에서 비교할 수 없는 이점을 가지고 있다. 특히 심장질환으로 약물을 복용하는 남성들은 천연의 대체방법인 비약물성 발기증강제(non-drug erection enhancer)를 찾아야 할 것이다. 물론 시판 발기부전 치료제와 같은 약물은 발기기능에 아주 좋은 효과를 나타내지만, 성기 감각에 대해서는 혜택이 거의 없을 뿐만 아니라 성욕에도 거의 효과를 나타내지 못하는 단점이 있다. 이들 약물은 또한 여성에게 효과를 나타내지 못하는 경우가 많다.

천연의 성욕자극제는 전반적으로 발기 유발 측면에서 신속하지 못하지만, 시간이 경과함에 따라 약물만큼 유용한 혜택을 나타낼 수 있다. 대부분의 사람들은 성감, 성욕, 오르가즘의 강도, 클라이맥스, 애액, 발기 등의 종합 패키지 측면에서 천연의 생약 성욕자극제가 갖춘 전반적인 성적 증대의 혜택을 원한다. 이에 대조적으로 발기부전 치료제는 강력한 발기를 제공하는 데에는 대단히 유효하나, 성욕과 성감을 크게 증대시키지 못하기 때문에 진정한 성욕자극제, 혹은 최음제로 볼 수 없다.

중요 식물성 기원성분의 성욕자극에 대한 평가

지금까지 영양적 조치 및 운동 이외에 식물성 기원 혹은 한방요법이 발기부전의 천연치료법으로 종종 사용되고 있다. 식물성 기원 성영양제가 성욕과 성기능을 개선시키는 합당한 이유로는 첫째, 이들이 남성의 샘 시스템의 활성을 개선하고, 둘째, 발기조직의 혈액공급을 개선시키며, 셋째, 신경시그널을 자극하고 전달을 증대시키기 때문이다.

현재 발기기능을 개선시키는 여러 가지의 식물성 기원성분들이 보고되고 있다.

1. 남가새 추출물(Tribulus terrestris extract)

본질

'질려자'라고도 불리는 남가새는 중국의 동북지방과 우리나라에서 자라는 한해살이풀로, 여름에는 노란 꽃이 피고, 가을에는 가시가 달린 열매를 맺는다. 열매와 뿌리는 고혈압, 동맥경화 등에 한방약으로 사용되고 있다. 서양에서는 가시덩굴이라는 별명으로도 불리며 전 세계적으로 남녀 공히 성기능 개선에 사용되고 있다. 귀리 추출물, 고려인삼, 마카와 같은 타 성욕자극 약초와 병용 사용이 가능하다.

- 프로토디오신(protodioscin) : DHEA의 구조식과 아주 유사한 물질로 성욕 및 발기증대에 작용한다.
- 스테로이드성 사포닌(추출물의 45%)이 프로토디오신과 함께 주성분으로 작용한다.

- 인체 및 동물에 투여시 남성호르몬 증가에 기인한 성욕 및 정자생성을 개선한다. 인체 정자 농도의 160%까지 증가되는 것이 확인된 바 있다.
- 테스토스테론 농도의 증가 : 남성호르몬의 농도가 적어지면 성욕이 저하된다.
- 황체생성호르몬(LH) 및 DHEA의 전구물질 농도를 증가시킨다.
- 음경해면체 내압(ICP) 증가는 산화질소(NO) 및 발기기능에 관여한다.
- DHEA의 농도가 증가된다.

- 평활근을 이완하여 음경해면체로 혈류를 증가시킨다. 이와 같은 이완작용은 혈관 내피세포 및 신경말단으로부터 산화질소(nitric oxide)의 유리 증가와 남성호르몬의 증가작용에 기인한다.

- 경등–중등도의 발기부전 및 성기능 부전의 치료시 즉각적인 혜택을 제공한다.
  - 혈중 황체생성호르몬(LH) 증대작용
  - 테스토스테론 증대작용

- 에너지 증대작용에 기인

- 음경해면체 내압(ICP) 증가는 남성 성기의 음경해면체로 혈류가 증가함을 의미한다.

- 당뇨병성 발기부전에 1일 3회 250mg씩 3주 동안 투여한 결과 치료 10일째부터 효과가 발현하여 환자의 60%에서 성교빈도와 성욕이 현저히 증가되는 것이 확인되었다.

- 남가새 추출물(TT) 400mg(표준화 제품 40% 사포닌)을 수일 복용 후 성기능 개선이 인정되었다.

- 남가새 추출물을 2개월간 복용시 총 테스토스테론의 농도가 162에서 328로 증가되었다.

- 1일 용량범위 : 250~750ml(40% 사포닌)

- 장기투여시 확인된 부작용이 없다.

2. 홍삼(Korean Red Ginseng)

고려인삼은 동양에서 오랜 기간 동안 자양강장제로 취급되어 여러 질병에 사용되었다.

현대에 들어 고려인삼의 단백질, 지질, 핵산 등 물질대사와 내분비계, 신경계, 순환기계에 관한 다양한 생리적 혜택이 수많은 임상연구를 통해 과학적으로도 밝혀져 전통적 처방재료에서 보다 체계적인 의학적 접근이 가능한 원료로 각광받고 있다.

홍삼은 대부분의 발기부전의 원인인 당뇨, 고혈압, 고콜레스테롤혈증, 노화 등의 대사질환에 항당뇨, 혈압강하, 콜레스테롤 대사개선 등의 효과를 보인다. 또한 순환기계에서는 말초혈관의 확장 및 말초저항의 감소를 통해 말초순환 개선작용을 보인다. 이와 같은 긍정적인 변화는 성기능에 좋은 결과를 가져올 수 있다.

주성분

- 진세노사이드(ginsenosides)
  - 파낙스 진생은 최저 13종 이상의 스테로이드 유사화합물을 함유하고 있는데, 이것을 총체적으로 진세노사이드라고 한다. 이들 화합물은 파낙스 진생의 가장 중요한 활성성분이다. 성숙한 인삼뿌리의 진세노사이드의 통상 농도는 1~3%가 된다.
  - 작용기전 : 테스토스테론과 거의 동일한 효과를 발휘한다.
  - 산화질소(NO)의 유리 증가를 통한 음경해면체의 평활근 이완을 야기한다.

임상효과

- 모두 7개의 임상기관에서 실시한 이중맹검 임상결과
  - 모든 대상 환자 : 363명의 남성
  - 나이 : 24~70세
  - 발기부전 기간 : 1~30년
  - 투여용량 : 600mg씩 1일 3회
  - 평가기준 : 국제 발기능 지수(IIEF)
  - 결과 : 모든 시험에서 홍삼 투여군이 위약군과 비교시 긍정적인 효과를 나타내었다.

- 홍삼 투여군에서 성욕(54.1%), 발기력(72.9%), 성행위(64.9%), 성생활 만족도(62.1%)가 호전되었다.
- 홍삼 투여로 테스토스테론의 농도가 저하된 발기부전 환자에서 혈청 테스토스테론 농도가 정상화되었다.

- 진세노사이드는 인체의 전신기능을 상승시킴으로써 오르가즘, 성욕 및 성생활 만족도를 개선하는 반면, 합성 발기부전 치료제(5-PDE 억제제)는 작용기전상 이와 같은 작용이 거의 미미하다.
- 5-PDE 억제제 : 음경해면체의 평활근 세포의 이완을 증대시켜 발기를 야기한다. 이 작용은 전신적보다 국소적으로 나타난다.
- 반면 인삼은 말초의 국소효과보다는 오히려 전신적 작용을 통하여 발기기능에 유익한 효과를 나타낸다. 지금까지 발기부전 치료시 말초 및 중추신경계에 동시에 효과를 나타내는 약물은 존재하지 않는다.
- 진세노사이드는 테스토스테론 농도를 증가시킨다.
- 홍삼은 산화질소 공여자로서 L-알기닌과 산화질소의 대사경로를 통하여 음경해면체의 평활근을 이완한다.
- 홍삼은 음경발기에 관여하는 혈관계, 신경계, 내분비계 등에 작용하여 음경발기의 향상을 나타낸다.
- 따라서 인삼은 남성 환자의 발기기능을 개선하는 데 유요한 보완요법제이다.

- 홍삼은 급성, 만성의 독성이나 부작용 없이 발기부전에 장기간 사용할 수 있다.

- 합성 발기부전 치료제와 동시 복용시 홍삼은 단독 투여뿐만 아니라 합성 발기부전 치료제와 병용 요법에 따른 상승효과도 기대할 수 있다.

3. 귀리 추출물(Avena sativa extract)

본질

아비나 사티바는 귀리의 학명으로, 천연 귀리에서 추출한 성분이라 인체에 전혀 무해하며, 완화한 최음효과를 가진 순수 자연식품이다.

성분(1캡슐)

- 귀리 200mg 95 : 1의 추출물(귀리를 그대로 섭취하는 것보다 5배 강력)
- 남가새와 함께 처방된다.

작용기전

아비나 사티바는 혈중에서 결합한 결합형 테스토스테론을 유리형으로 전환시킨다. 유리형 테스토스테론은 성욕을 증대시킨다. 나이가 증가하면서 결합형 테스토스테론의 농도가 증가한다.

임상효과

- 대상 환자 : 22~64세의 남녀 각각 20명
- 투여용량 : 아비나 사티바 추출물 300mg 1캡슐을 1주 3일간(금, 토, 일) 6주 동안 복용
- 결과 : 남녀 공히 성욕, 성수행력, 성적 감각이 증대되었다.
- 아비나 사티바를 단 1개월 복용하는 것만으로도 유리형 테스토스테론의 농도가 50~185%까지 증가하였다.

4. 오미자(Schizandra chinensis)

오미자는 목련과에 속하는 오미자의 성숙한 열매를 건조시킨 것으로, 다섯 가지의 맛을 가지고 있고, 간 기능 보호 작용과 항노화 작용, 대사 및 면역기능증대에 그 효능을 나타낸다. 오미자는 구기자, 산수유, 복분자, 토사자와 함께 음경 발기력을 향상시키는 복합 생약제제의 하나로 간주되고 있다.

주성분

- 최저 30종의 상이한 리그난(lignin)을 함유한다.
  - 간 보호 작용 및 손상 간 조직 재생(항산화 작용에 기인)
  - 간 기능을 개선시켜 인체는 보다 효율적으로 에너지를 생성한다 (피로 감소, 힘 증대, 지구력 개선).
- 활성 리그난(시산드롤 A 및 시산드롤 B)

주작용

- 신경성 반응의 속도를 증가시킴으로써 신경계로 하여금 더욱 신속하고 강력한 신경반사를 야기한다.
- 호흡 촉진, 혈압 저하, 혈관확장제로 작용하여 혈액순환과 심장기능 개선, 혈당 정상화 등으로 인체의 주요 시스템을 활성화시킨다 (고혈압 환자의 30%에서 발기부전 야기).

혜택

- 성적 장해에 사용시
- 남녀 공히 성기관의 긴장도 증가
- 성적 분비물 생성 증대

- 남성의 성적 스태미나 개선
- 조루 및 성욕 저하에 유용하다
- 수주 간의 투여로 오미자의 에너지 증가작용을 인지할 수 있다.
- 오미자의 활성성분인 시산드롤 A 및 B는 음경해면체의 이완작용을 증대시킨다는 보고가 있다.

- 오미자는 중추신경계, 심혈관계, 호흡기계에 흥분작용을 발휘하여 항피로작용(특히 육체적, 정신적 피로), 근육의 힘, 폐활량을 증대시킨다.
- 오미자는 항피로제로서 정평을 가지고 있다. 성적 활력은 피로나 스트레스에 의해 야기된 에너지의 결여 또는 순환의 문제점 등을 포함한 다양한 이유로 억제될 수 있다.

- 1일 오미자 과육 200mg(표준화 제품 시산드린 9% 18mg) 함유
- 1일 1캡슐 복용

5. 마카(Maca)

마카(Lepidium meyenii)는 안데스산맥에서 잘 자라는 무 모양의 뿌리식물로 페루의 인삼으로도 알려져 있으며 잉카시대 때부터 성 증강제로 사용되었다.

P-메톡시벤질이소치아네이트, 마카마이드, 마카엔, 히스티딘, L-알기닌 등을 함유한다.

- 마카근은 P-메톡시벤질이소치아네이트라는 화학성분을 함유하여 최음작용을 발휘한다.
- 마카마이드, 마카엔이라는 두 가지 새로운 화합물의 함유로 정자 수 및 정액량이 증가한다.
- L-알기닌 함유로 발기시 필요한 분자인 산화질소(nitric oxide)를 생성시켜 혈관확장제로 작용한다.

임상효과

- 동물실험에 의하면 마카를 투여했을 때 자발성 발기가 증가되었다.
- 실제 인체를 통한 임상에서도 그 효과가 입증되었다. 즉 21~56세의 남성을 대상으로 위약, 마카 1,500mg, 마카 3,000mg을 경증의 발기부전 환자에게 투여시 전신 및 성적 웰빙이 현저하게 개선되었다.
- 투여한 결과 치료 8주째부터 성욕이 개선되었다.

혜택

- 이중맹검에서 선택적 세로토닌 재섭취 억제제(SSRI)인 항우울제로 야기된 성기능 부전이 경감되었다.
- 마카는 용량연관효과로 성욕을 증가시킨다.
- 1일 투여용량 범위는 1,500~3,000mg이다.
- 타제와 병용 투여시에는 1,800~2,500mg이다.
- 마카는 내용성이 우수하다.
- 마카는 2개 처의 무작위 임상시험에서 건강한 폐경기 여성과 건강한 성인남성에서 성욕, 성기능 부전에 대해 현저한 긍정적인 효과를

나타냈다.

6. L-알기닌(L-Arginine)

아미노산인 L-알기닌은 산화질소(nitric oxide)의 인체 주공급원이다. 산화질소는 음경 발기의 일차적 매개체이다. L-알기닌은 산화질소에 분자를 제공하기 때문에 만일 L-알기닌이 공급되지 않으면 산화질소가 생성되지 않고, 산화질소가 없으면 발기가 되지 않는다. 따라서 L-알기닌은 발기에 필요한 혈관의 확장과 혈류를 개선시킨다.

L-알기닌은 산화질소의 전구물질로 음경동맥의 평활근의 혈관확장제로 작용한다. 산화질소는 혈관의 내피세포에서 L-알기닌에 의해 생산되어 소혈관 확장, 특히 음경동맥의 순환을 증대시킨다. 따라서 산화질소는 음경의 기능부전에 대하여 교정이 가능하다.

L-알기닌은 'L-알기닌/산화질소' 경로를 활성화시킨다.

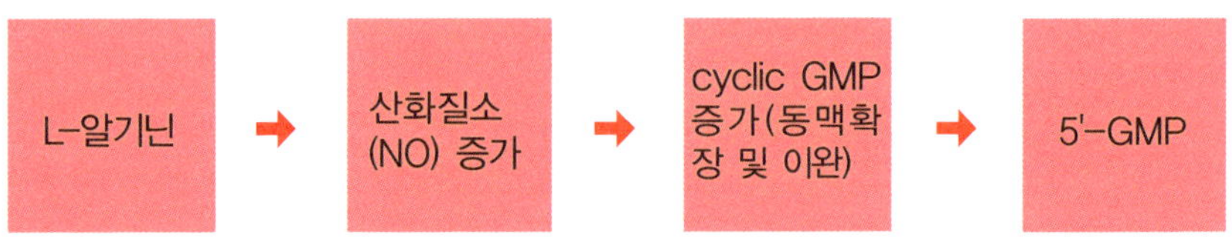

L-알기닌은 인체 내 산화질소의 주공급원이다.

경구용 발기부전 치료제 : PDE-5(phosphodiesterase type-5) 억제제로서 PDE-5라고 하는 효소를 차단시키고 일시적으로 cyclic GMP를 증가시켜 동맥 확장 및 이완의 효과를 나타낸다.

　따라서 L-알기닌은 발기부전 치료제의 천연 대체제이다. L-알기닌의 보충제를 복용하면 더 많은 산화질소가 만들어지고 혈류가 증대되어 남성의 발기력이 증대된다.

- 동물 및 인체연구에서 L-알기닌을 단리(單離)한 음경해면체 조직에 산화질소 공여자로서 가능하며, 그 기질을 직접 적용하자 음경해면체의 조직이 이완되었다.
- 소수의 심인성 및 기질성이 혼합된 발기부전 환자를 대상으로 단기간의 예비실험에서 L-알기닌의 경구용 보충제를 투여한 결과 긍정적인 결과가 나타났다.
- 이중맹검에서 당뇨병 또는 동맥경화성 기질성 발기부전을 가진 남성에게 산화질소 공여자인 L-알기닌을 경구로 1일 5그램씩 6주간 투여한 결과, 성기능이 남성의 31%에서 주관적으로 현저한 개선을 보였다.
- 또 다른 이중맹검에서 L-알기닌을 1일 2,800mg씩 2주 동안 투여 시 환자의 40%에서 발기가 개선되었다.

- 심혈관 기능을 개선시킴으로써 건강한 발기기능을 촉진
- 경구용 발기부전 치료제와 달리 천연의 안전한 제제이다. 즉, L-알기닌은 처방약물에서 나타나는 두통, 안면홍조, 소화 장애 및 시력 이상과 같은 부작용이 거의 없다.
- 발기부전 처방약물을 복용하기 전에 L-알기닌을 사용하면 상승효과가 기대된다.

- L-알기닌은 1일 3,000mg 투여시 효과발현에 3~4주 소요된다.
- 여성의 오르가즘 발생을 증가시킨다(이유 : 클리토리스 및 질 조직을 확대시켜 반응성을 증대시키기 때문이다).

7. 은행잎 추출물(Ginko biloba extract)

본질

최근 연구 결과 은행잎 추출물은 뇌에 혈류와 산소를 증가시키는 것 이외에 혈류 부족으로 인한 발기부전 치료시 매우 유익한 결과가 나타났다. 특히 은행잎 추출물은 인삼과 합제로 사용시 각각 단독 사용했을 때보다 훨씬 더 유효한 효능을 나타낸다.

주성분

24% 플라본 글리코사이드(flavone glycosides) 및 6% 테르펜 락톤(terpene lactones)을 함유하고 있다. 이들 성분이 혈관내피세포, 혈소판, 혈액점도에 복합작용을 나타낸다.

작용기전

은행잎 추출물은 순환증대제로서 순환, 기억력, 집중력을 증가시킨다. 또한 은행잎 추출물의 투여로 인한 발기조직의 동맥혈 유입개선은 전신성 혈압에 영향을 미치지 않고, 동맥과 정맥을 통한 혈류증대에 기인한다.

임상효과

파파베린 주사(50mg까지)로 반응이 없었던 발기부전 환자 60명의 예를 대상으로 은행잎 추출물을 1일 60mg씩 12~18개월간 투여한 결과 혈액공급 개선의 최초 증후는 6~8주 후에 나타났다. 6개월간 요법 후에는 환자의 50%가 정력을 되찾게 되었다.

동맥부전으로 인한 50명 예의 발기부전 환자에게 은행잎 추출물을 80mg씩 1일 3회 6개월간 투여한 결과, 파파베린 주사로 혈류가 개선된 20명의 예 모두에서 단단한 발기를 회복하게 되었다.

주로 선택적 세로토닌 재섭취 억제제(SSRI)의 항우울제 섭취로 야기된 63명 예(여성 33명, 남성 30명)의 성기능 장애 환자에게 은행잎 추출물을 매일 60mg부터 120mg씩 1일 2회(평균 1일 209mg)의 용량을 투여한 결과 84%에서 유효한 결과가 나타났다. 그러나 남성보다 여성에서 은행잎 추출물의 성기능 증대작용에 대한 반응성이 더욱 높게 나타났다. 남성의 성공률이 76%인 반면, 여성은 91%를 나타내었다.

혜택

- 은행잎 추출물은 성욕, 흥분(발기 및 애액), 오르가즘 그리고 완해의 4단계의 성 반응주기 모두에 대해 긍정적인 반응을 나타낸다.
- 은행잎 추출물은 L-알기닌과 같이 처방약물의 천연 대체제로, 남성의 발기부전은 물론 여성의 성적 쾌감을 개선시키는 데에도 도움이 된다.
- 은행잎 추출물의 효과는 단기간 요법보다는 장기간 요법시 확실한 효과를 얻을 수 있다.
- 1일 120mg의 용량을 투여하면 최선의 결과를 얻을 수 있다.
- 은행잎 추출물은 노인환자에게 기억력 증대 목적으로 사용했을 때 발기력 개선이 알려졌기 때문에 특히 노인환자에게 유용하다.
- 은행잎 추출물은 종종 항우울제의 성기능 장애를 상쇄시키는 데 사용되고 있다.

- 은행잎 추출물은 치료 6개월 후 자발성 발기를 얻을 수 있고, 음경의 혈류 속도 및 단단함이 개선된다.

8. 음양각(Epimedium sagittatum)

음양각의 별명은 '흥분한 염소 풀(horny goat's weed)'이다. 우연히 염소 떼가 이 풀을 뜯어먹고 더욱 활발하게 뛰노는 것을 목동이 발견하면서 붙여진 이름이다.

음양각은 오랜 역사를 가진 한방약으로 간, 관절, 신장에 대한 강장제(tonic)로 사용되어 왔으나, 최근 주로 최음제(aphrodisiac)로 활용되고 있다. 음양각은 플라보노이드, 다당체, 스테롤 및 마그나플로린(magnaflorine)이라는 알칼로이드 성분을 함유하고 있으며, 남녀 공히 성욕을 증가시킴과 동시에 남성의 발기기능을 개선시켜준다는 사실이 장기간에 걸쳐서 입증된 최음제이다.

디스커버리 채널이 중국에 직접 가서 인터뷰한 내용에 의하면 음양각은 성적 활력을 회복시켜준다는 내용이 발표된 바 있다. 중국 의사들은 음약각을 주로 발기 문제를 치료하고, 성욕을 증강시키며, 젊은 시절의 성적 활력을 되찾는 데에 사용하기 때문에 매년 100톤 이상 소모하고 있다.

음양각과 성욕에 대한 연구실적은 거의 없으나, 오랜 역사를 통해 성공적으로 사용되어 왔고 아시아는 물론 기타 외국에서도 수많은 건강 전문인들이 그 효과를 보장해주고 있다. 음양각은 발기부전 환자를 뿔처럼 단단하게(horny) 만들어준다. 대부분의 사용자들은 음양각을 복용한 후 3~4일 째에 경미-중등도의 효과를 느끼게 된다. 실제 복용시에는 이카린(icarlin)이라는 표준화 플라보노이드(10% icarlin 표준화 제품)를 함유한 제품을 1일 2~4캡슐(1캡슐당 500mg 함유)을 복용하면 성욕증가는 물론 성생활에 열기를 더해줄 수 있다.

9. 요힘바 피(Yohimbe bark)

요힘바는 경구 투여시 최음제로서 발기부전에 사용되어 왔다. 요힘바의 적용부분은 수피이다. 요힘바 수피는 약리학적 작용을 나타내는 알칼로이드 성분인 요힘빈(yohimnine)을 약 6% 함유하고 있다. 최음작용을 나타내는 이유로는 성기혈관 확대, 성기조직에 신경자극 전달 및 척추의 천골부위에 반사성 흥분 증대에 기인한다. 발기부전에 대한 요힘빈의 작용은 음경 혈류 증대 및 성기조직에 중추성 흥분자극의 증대를 통해 야기된다. 요힘바는 특히 기질성 혈관장애를 가진 남성에서 유효하다. 발기부전 치료시에는 표준화된 요힘바 제품이 처방의약품으로 사용되고 있다. 따라서 요힘빈은 발기부전 치료목적으로 비뇨기과 전문의에게 아직도 사용되고 있으며, 인지할 만한 결과를 얻기 위해서는 3주가 걸린다.

요힘빈의 1일 안전용량은 15~30mg이고, 1일 40mg 이상 복용시에는 위험한 부작용이 야기된다. 부작용으로는 불안, 진전, 불면증, 혈압 상승 등이 있으므로 미국 FDA는 요힘빈을 안전하지 않은 허브(unsafe herb)로 분류한다.

건강식품으로는 요힘바 수피 추출물이 사용되며, 1캡슐에는 요힘빈 8mg에 해당하는 표준화된 요힘바 수피 추출물 50mg 함유제제가 있고, 복합제제로는 1정당 표준화된 요힘바 껍질 50mg(2% 요힘빈 1mg)

을 함유하고 있다. 따라서 요힘빈의 함량을 알지 못하는 경우에는 안전하고 유효한 용량을 실제 처방하기가 곤란하다. 따라서 이와 같은 문제점 때문에 오늘날에는 거의 사용되지 않고 있다.

10. DHEA = 젊음과 건강의 호르몬

DHEA(dehydroepiandrosterone)는 신장 위에 위치한 부신(adrenal gland)에서 분비되는 호르몬이다. 이것은 인체 내 수많은 타 호르몬과 성 호르몬(sex hormone)의 전구물질이다. DHEA는 부신에서 만들어진 후 혈류로 들어가 전신에 퍼져 세포에 도달하며, 남성호르몬 또는 여성호르몬으로 전환된다. DHEA는 생후 6개월에서 사춘기까지는 거의 생산이 안 되다가 그 이후 지속적으로 산생되어 18~25세에 가장 높고, 30대부터 DHEA 농도는 지속적으로 감소되어 70세까지는 전성기 양의 4분의 1, 90세에는 10분의 1을 유지한다. DHEA가 남성호르몬이나 여성호르몬으로 전환되는 비율은 환자의 건강상태와 나이, 성별에 좌우된다. 남성의 경우는 고환에서도 남성호르몬을 만드는 반면, 여성은 갱년기 전에는 난소에서도 에스트로겐을 생산하게 된다. 따라서 인체의 성호르몬은 적어도 2가지 기관에서 만들어진다. 폐경기 이후 난소는 더 이상 에스트로겐을 생산하지 않는다.

최근 연구 결과 DHEA의 효과는 성욕증대, 에너지, 기분과 기억력 증대, 면역기능 개선, 체중 감소, 골다공증에 가치가 있음이 밝혀지고 있다. 가장 흥미로운 사실은 DHEA가 항노화 호르몬으로 각광받고 있다는 점이다. DHEA는 실제 약물이 아니고 인체 부신에서 분비되는 천연물질이다. 건강한 여성에게 DHEA 보충제를 경구투여한 결과 DHEA가

에스트로겐으로 신속히 전환되어 혈중농도가 일시적으로 300~500% 증가되었다. 이와 같은 효과는 인체가 자연적으로 전환이 필요할 때에만 야기된다는 것이 중요하다. 따라서 DHEA 보충제는 무독성인 동시에 다른 합성호르몬이나 스테로이드 유사제제보다 훨씬 안전함이 입증되고 있다. 만일 특수한 성 호르몬의 농도가 저하되면 DHEA가 생합성을 통하거나, 난소와 고환을 통하여 부족 호르몬의 산생을 촉진시켜준다. 실제 임상에서 DHEA 보충제는 성욕을 개선시키고 수정률을 증가시킴이 입증되었다.

대부분의 경우 DHEA 복용 후 20대의 성욕을 갖게 되었다는 보고도 있다. 특히 여성의 성욕이 증가되고, 노화수반의 성호르몬 저하와 연관된 문제점을 개선시켜준다. 초기 용량은 저용량인 5~10mg으로 시작하는 것이 좋고, 일주일 후 효과가 없으면 5~10mg을 추가로 복용할 수 있다.

통상 남성은 10~30mg, 여성은 5~15mg이고, 필요시 증량이 가능하다. 최대용량은 1일 30~50mg이나, 처방시에는 200mg도 가능하다. 1일 25mg 이하 용량에서는 부작용이 거의 없고, 이 용량 이하에서도 성욕은 증대된다. DHEA의 금기사항으로는 임신부, 25세 이하의 사람, 유방암 전력자 및 전립선 암환자 등이 있다.

11. 항산화제의 효과

인체는 매일 에너지를 생산할 때 정상적으로 불안정한 산소분자인 활성산소(free radicals)를 부산물로 만들어낸다. 이와 같은 활성산소는 고도의 반응성을 가지고 있기 때문에 세포 분자에 손상을 야기한다. 또한 활성산소는 식이의 어떤 지방과도 작용하여 지방이 동맥을 막히게 한다. 그 결과 활성산소의 손상은 고혈압, 뇌졸중, 울혈성 심부전과 같은 질환과 연관성을 가지고 있다. 활성산소는 동맥벽에 나쁜 콜레스테롤을 산화시켜 치명적인 플라그의 축적을 야기한다. 활성산소를 중단하지 않으면 음경동맥을 포함하여 인체의 모든 부위에 손상을 입히는 무한한 잠재력을 가지게 되는 것이다.

미국 메릴랜드대학의 의료센터에서 20~54세 사이의 건강한 20명 예의 병원근무자에게 고지방 아침식사(지방 50그램)를 먹인 후 혈관기능을 체크한 결과 4시간동안 장해가 야기되어 혈류가 현저하게 제한되었다. 다음날 시험대상자에게 동일한 지방과다 식사를 섭취하기 전에 비타민의 추천 용량의 20배에 달하는 비타민E 800IU 및 비타민C 1,000mg을 투여한 결과 중성지방의 과다지단백에 의해 야기된 위험한 부작용은 나타나지 않았다. 이것은 대량의 항산화제가 혈류를 원활하게 하기 때문이다. 이와 같은 순조로운 혈류는 양호한 음경건강에 중요한 의미를 가지고 있다.

따라서 음경건강을 계속 유지하는 간단한 방법은 항산화제인 비타민E와 비타민C를 복용하는 데 있다. 가장 잘 알려진 항산화제로는 비타민C, 비타민E, 베타카로틴(비타민A의 전구물질)과 구리, 아연, 망간 그리고 셀레늄과 같은 미네랄이 있다. 항산화제는 다양한 방법으로 작용하여 활성산소를 제거함으로써 과산화지질(세포에서의 지방산화)을 감소시킨다. 예를 들어 베타카로틴은 실제 생성된 활성산소를 파괴시키고, 비타민C는 세포의 최외층의 파괴를 보호하며, 비타민E는 활성산소를 제거하고 조직의 손상을 막는다.

광범위한 연구 결과 음경건강을 개선하는 7가지 보충제는 비타민E, 비타민C, 피크나지놀(프랑스의 소나무 수피 추출물), 은행잎 추출물, 코엔자임 큐텐, 인삼, 쏘팔메토이다. 이중 5가지는 강력한 항산화제이고, 인삼(발기증강제)과 쏘팔메토(성흥분제 및 전립선 비대증요법제)는 다른 작용을 가지고 있다. 이들 물질은 발기부전의 위험을 감소시킬 뿐만 아니라 동맥경화와 같은 심혈관 질환에 대해서도 보호 작용을 증가시킨다.

12. 비타민의 효과

비타민의 가장 유명한 작용은 호르몬의 농도 변화에 따른 뇌하수체샘의 반응성 증대이다. 중년에 테스토스테론의 농도 변화는 뇌하수체의 활성 저하에 의해 야기된다. 따라서 뇌하수체샘의 활성증가는 테스토스테론의 농도를 증가시킬 수 있다. 실제 작용기전에 대해서는 이해되지 않고 있으나 비타민C의 농도가 증대되면 테스토스테론의 농도가 증가한다. 그리고 비타민C의 농도가 저하되면 테스토스테론을 에스트로겐으로 전환하는 주작용제인 아로마타제(aromatase)의 농도가 증가된다. 따라서 비타민C의 농도를 올리는 것이 대단히 중요한 의미를 갖는다.

비타민C는 남녀 모두에게 성샘과 부신의 기본적 스테로이드 호르몬 생성에 필수적인 성분이다. 비타민C와 L-리신은 콜라겐 합성에 관여하고 정상적인 혈관과 결합조직을 유지하는 데 중요한 성분이다. 따라서 비타민C는 1일 1~3그램을 복용하는 것이 좋다. 비타민E는 심혈관질환을 감소시키고 노화 뇌의 신경을 보호하는 항산화작용을 가지고 있다.

1일 비타민E 400~800IU는 대부분의 성인에게 충분한 용량이다. 비타민B군은 세포기능에 중요한 역할을 한다. 특히 비타민B군은 에너지생성과 신경기능에 필수적인 성분이다. 비타민B6는 성선자극 호르몬의 억제제인 프로락틴(prolactin)의 분비를 감소하는 능력 때문에 뇌하수체 기능에 유익한 효과를 나타낸다. 또한 엽산과 B12는 동맥차단을 야기하는 호모시스테인(homocysteine)의 제거를 촉진한다. 모든 뇌졸중과 심장마비의 3분의 1이 혈중 과잉 호모시스테인의 결과임이 판명되었다. 그러나 거의 모든 증례의 상승된 호모시스테인의 농도는 간단하고 값이 싸며, 무독성의 비타민B군의 보충제를 섭취함으로써 간단히 정상범위로 저하시킬 수 있다.

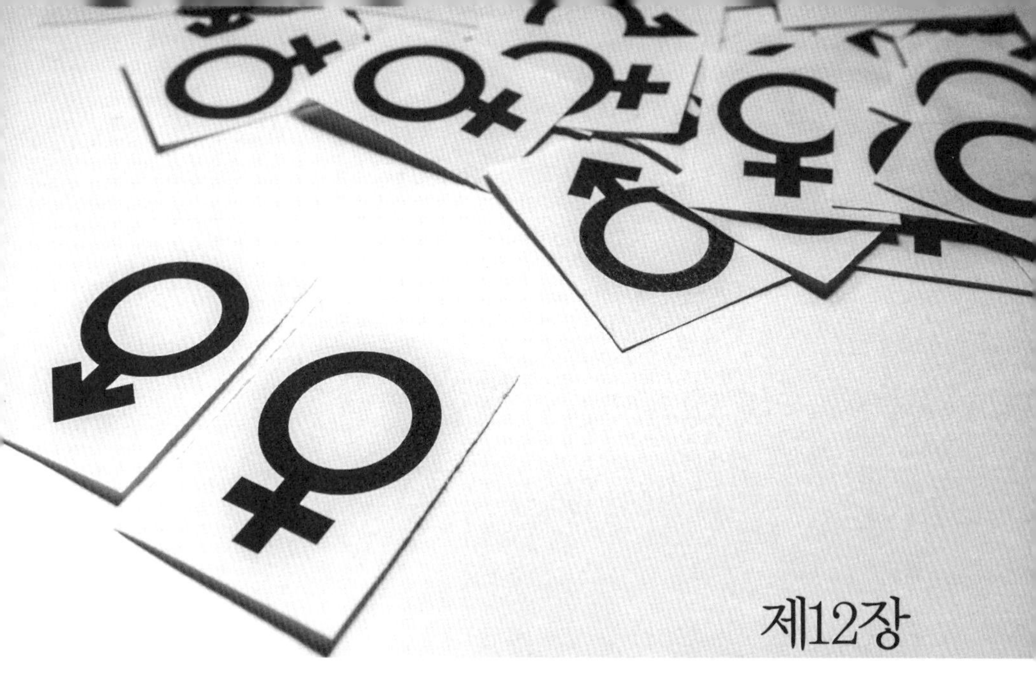

천연 성영양제품의 처방원리

- 발기부전 치료제와 천연 성영양제품의 차이
- 대표적인 미국 시판 성건강 제품의 분석 및 평가
- 여성의 성기능(female sexual function) 증대에 대한 영양보충제의 이중맹검 위약대조연구
- 여성용 영양보충제의 주성분과 작용
- 국소용 식물성 기원 여성의 성욕증대제

제12장
천연 성영양제품의 처방원리

발기부전 치료제와 천연 성영양제품의 차이

일반적으로 경구용 합성 발기부전 치료제는 성적 흥분시 음경에 혈액을 공급하여 일시적으로 발기상태를 지속시키는 국소혈류개선제로, 정상적인 호르몬 밸런스를 도와 성욕을 증진하거나 활력과 스태미나를 촉진하는 성영양제와는 차이를 나타낸다. 천연의 성영양제품은 기존의 발기부전 치료제가 지닌 건강한 혈류를 지원하여 발기를 돕고, 남성호르몬의 생성에 의한 성욕증진, 성 에너지를 촉진하는 성분의 배합으로 성적 웰빙(sexual well-being)을 만족시키는 성영양제의 개념이다. 이와 같은 성적 웰빙을 촉진하는 성분처방의 배경으로는 첫째, 건강한 혈액순환을 지원하고, 둘째, 정상적인 호르몬 밸런스에 도움을 주며, 셋째, 활력과 스태미나를 촉진하는 3대 조건을 만족시키기 때문이다.

따라서 성충동과 성욕에 도움을 주는 성분으로는 남가새 추출물, 마카, 홍삼, 귀리 추출물, 아연 등이 있고, 혈류 증가에 도움을 주는 것으로는 L-알기닌, 은행잎 추출물 등이 있으며, 행위 및 스태미나를 증가시키는 것으로는 과라나 추출물, 비타민B군, 꿀벌화분, 로열젤리 등이 있다.

실제 미국 시판 15대 제품의 성건강 제품을 분석해보면 거의 모든 제품들의 공통성분으로는 남가새 추출물, 마카, 고려인삼근, L-알기닌, 은행잎 추출물이 주로 함유되어 있고, 그 다음으로는 비타민류, 항산화제, 아연 등이 있으며, 어떤 제품은 전구호르몬인 DHEA, 프레그네놀론(pregnenolone)과 드물게 음양각, 요힘빈을 함유한다.

결론적으로 천연의 성영양제는 효과발현은 느리나 성욕+발기+스태미나의 세 가지 조건을 만족시키는 종합패키지의 장점을 모두 갖추고 있다. 반면 경구용 발기부전 치료제는 강력한 발기를 제공하는 데에는 대단히 유효하나, 성욕 및 성감을 증대시키지 못하기 때문에 진정한 성욕 자극제로 볼 수 없다. 또한 천연의 성영양제는 부작용이 거의 없는 안전성의 장점으로 장기복용이 가능하나, 경구용 발기부전 치료제는 두통, 시력장애 등 부작용을 잠재적으로 야기할 수 있는 단점이 있다.

대표적인 미국 시판 성건강 제품의 분석 및 평가

1. A제제

- 남성용 성건강 처방
- 주성분 6캐플렛(caplet)당
  항산화제(비타민A, C, E)

비타민B군(8종)

아연, 셀레늄

L-알기닌

고려인삼 추출물

미국인삼근

은행잎 추출물 등

- 임상적 연구를 통한 성적 건강 지원 및 성욕 야기 입증
- L-알기닌은 혈관긴장도 유지에 도움
- 에너지 생성 및 정상적인 생식기능에 필수적인 중요한 비타민 및 미네랄 함유
- 말초혈류를 지원하는 특징적인 은행잎의 생약혼합물

1회 3caplets씩 1일 2회, 물 한 컵과 동시 복용

A제제는 인체에서 천연적으로 작용한다. 어떤 사람은 더 빠른 결과를 나타낼 수 있다. 최대의 결과를 얻기 위해서는 최저 4주 동안 계속해서 사용한다.

포장 : 180caplets

- 남성의 성적 피트니스를 위한 A제제는 남성의 성적 건강에 천연적으로 접근하는 과학적 처방의 영양보충제이다. 이와 같은 특허처방은 성욕을 증가시키고 성행위를 개선하며, 성적 파워를 유지하는 데 도움을 준다.

- A제제의 특징은 L-알기닌의 합리적인 용량이다. L-알기닌은 산화질소(nitric oxide)의 건축 재료로, 혈관긴장도를 유지하는 데 도움을 주기 때문에 섹스에 중요한 역할을 하는 아미노산이다.

- A제제는 미국인삼과 고려인삼, 은행잎 추출물을 병용한다. 인삼은 활력과 전반적인 웰빙을 지원하는 데 전통적으로 사용되어 왔다. 은행잎은 세계에서 가장 오래된 살아있는 식물 중 하나로, 인삼과의 합제는 말초혈류 및 정신적 명료함을 증가시키는 데 도움을 준다.

- 수많은 효소의 활성과 에너지의 생성에 중요한 비타민B군을 공급한다.

- 유해한 활성산소로부터 세포를 보호하고, 인체의 세포건강에 중요한 선별된 항산화 영양소를 함유하고 있다.

- 아연(zinc)은 100%의 일일기준치(DV)를 제공한다. 이와 같은 중요한 미네랄은 인체의 다양한 대사과정에 관여하고 정상적인 생식기능에 필요하다.

여성의 성기능(female sexual function) 증대에 대한 영양보충제의 이중맹검 위약대조연구

Journal of Sex & Marital Therapy, 27:524-549, 2001

주요 내용

최근 연구에서 성기능 부전의 발현율은 남성(31%)에서보다 여성(43%)에서 더 높게 나타났다.

실제 성기능 부전의 발현율이 여성에게 더 많음에도 불구하고 현재까지 유효한 약물이 없다. 예를 들면 30명 예의 폐경기 후 여성에게 실데나필 시트레이트를 투여한 결과 성기능이 현저하게 개선되지 않았다. 그러나 질 애액 및 클리토리스의 민감성이 약간 증가되었다. 클리토리스의 불쾌감과 과민성이 7%의 여성(21%)에서 나타났다.

한편, 테스토스테론으로 치료한 결과 바람직하지 않은 부작용인 다모증과 여드름이 발생했다.

여성의 성기능은 심리학적, 생리학적 인자의 복합적인 결과라 하더라도 영양보충제는 수많은 여성의 주요한 성건강의 변수 개선에 역할을 하고 있는 것으로 보인다. 이와 같은 기전은 산화질소의 경로 증대에 기인한다. L-알기닌에서 생성된 산화질소는 평활근 이완, 혈관확장, 순환의 조절에 중심적인 역할을 한다. 이 연구에서 치료군은 애액, 클리토리스 민감성, 오르가즘의 빈도, 성욕의 수반 증가를 경험하였다.

성기능 부전은 남성보다 여성들이 더 많이 경험하고 있을지라도 대부분의 연구는 남성을 대상으로 시행되어 왔다. 따라서 여성의 성기능에 대한 영양보충제의 역할이 더욱 중요한 위치를 차지하게 될 것이다.

여성용 영양보충제의 주성분과 작용

• L-알기닌 : L-알기닌은 산화질소(NO)의 전구물질이다. 신경전달물질 매개의 혈관 평활근의 이완작용으로 질 애액 증가, 질벽 충혈, 클리토리스의 길이 및 직경이 증가된다. 갱년기의 질 위축증 및 성기능 저하는

산화질소의 의존성에 기인한다.

- **고려인삼** : 인삼의 주성분인 진세노사이드는 내피세포에서 산화질소의 생성을 증가시켜 성기능을 개선한다.
- **은행잎 추출물** : 미세혈관의 순환을 촉진시켜 성기능을 개선한다. 특히 여성에서 항우울제 야기 성기능 부전에 유효하다.
- **다미아나(Damiana)** : 전통적으로 중추신경 및 호르몬 시스템의 강장제로 사용되어 왔다. 라틴아메리카에서는 최음제로 사용되고 있다.
- **비타민B군** : 수백 가지의 효소활성과 에너지 대사에 중요한 성분이다.

21세 이상의 성기능 개선에 흥미를 가지는 77명 예의 참가자(영양보충제 투여군 54명 예, 위약투여군 43명 예)를 대상으로 영양보충제를 4주간 투여한 군의 73.5%에서 전반적인 성생활의 만족도가 개선되었다. 반면 위약투여군은 절반가량인 37.2%에서만 개선을 보였다($p < 0.01$). 인정할 만한 개선도는 성욕, 질 건조증 감소, 성교 횟수 증대, 오르가즘 빈도 증대, 클리토리스 감각증대에서 관찰되었다. 눈에 띄는 부작용은 관찰되지 않았다.

국소용 식물성 기원 여성의 성욕증대제

부인과 전문의의 견해에 의하면 여성의 약 30%가 성욕이 없거나 성욕

결여를 불평한다. 종종 여성에서 성욕의 일시적인 감소는 피임제나 항우울제와 같은 약물 복용시 호르몬 변조에 기인한다. 이 제제는 여성의 성욕을 증가시키기 위하여 독일에서 개발된 유일한 식물성 기원 제품이다. 이것의 주성분은 호르몬 및 화학적 성분이 아닌 아로마테라피에 입각한 순수 식물성 기원의 성분이기 때문에 사용시 안전하다. 또한 국소에 쉽게 적용할 수 있을 뿐만 아니라 신속하고 효율적인 작용을 나타낸다.

주성분

아로마테라피 오일과 다양한 식물성 추출물인 독특한 성분으로 구성되어 있다. 살구씨오일, 피마자씨유, 달맞이종자유, 스위트아몬드유, 금잔화꽃오일, 리모넨, 유게놀 등을 함유한다. 이런 오일은 민감한 피부와 점막에도 자극이 없는 물질이다.

작용

이들 천연성분은 민감한 여성의 성기관에 혈액순환을 촉진시켜 이와 연관된 열감이 여성의 성욕, 애액 그리고 민감성을 증가시킨다. 이 제제는 전희, 손 자극, 질 성교 및 자위행위시 여성의 성욕을 증가시키는 데 적합하다.

효과발현 및 지속시간

일반적으로 여성의 성기관에 국소적용시 효과발현은 3~5분 내에 시작되고, 대부분의 여성에서 30~45분 동안 지속된다.

임상시험 결과

2007년 167명의 여성(25~65세 사이)을 대상으로 일련의 실험결과 그 유효성(양호-아주 양호)은 다음과 같다.

성욕 : 71% 증가

성적 흥분 : 79% 증가

질 애액 : 69% 증가

오르가즘 달성능력 : 29% 증가

파트너의 만족감 증가 : 78%

적용대상

성 장애 유무와 상관없이 모든 연령층의 전반적인 성욕 저하 여성

성 장애 환자 : 호르몬변조(폐경기), 약물부작용(항우울제, 피임제 등) 또는 성교시 질 건조증 환자. 수유기간이나 임신시, 또는 임신을 하고자 하는 여성은 사용하지 않는 것이 좋다.

사용방법

전희에 클리토리스, 음순, 질 개구부에 부드러운 마사지와 더불어 바른다.

부작용

167명 예의 여성을 대상으로 한 임상실험에서 부작용을 나타내지 않았다. 그러나 질 칸디다 감염증의 여성에서는 약간의 피부 자극이 나타날 수 있다.

포장

5개들이 겔 캡슐의 투명한 은박소형포장(foil blister pack)

한 번에 1겔 캡슐을 국소에 사용한다.

혜택

• 혈액순환(blood circulation)을 촉진시킨다. 여성 성기의 민감한 부위에 혈액순환의 증가는 성욕과 애액(보습)을 촉진하는 데 결정적인 인자인 동시에 통증이 없는 성교의 필수조건이다.

- 호르몬 제제와 대조적으로 전신성 흡수가 되지 않는다. 지금까지 여성의 성기관에 혈액순환 증가는 대부분의 경우 에스트로겐 제제의 국소 또는 전신성 적용에 의해 달성이 가능했다. 에스테로겐은 국소 또는 전신성 적용시 혈류로 유입되는 강력한 혈관확장제로 인식되고 있다. 이때 에스트로겐은 전신성으로 흡수되기 때문에 부작용과 위험을 야기한다. 따라서 에스트로겐제제는 호르몬 연관 종양(유방암, 자궁암), 혈전증과 일반적으로 급성 심혈관계 질환과 같은 일련의 금기증이 존재한다. 그러나 이 제제는 이런 금기증이 없다.

- 성욕증가를 촉진한다. 가장 민감한 부위에 국소적으로 5분 동안 이 제제로 마사지하는 여성은 정신적으로 성욕증가를 느낀다. 이때 파트너가 마사지를 행하면 보다 나은 효과를 얻을 수 있다.

참고문헌

1. Adaikan PG, Gauthaman K, Prasad RN, Ng SC. Proerectile pharmacological effects of Tribulus terrestris extract on the rabbit corpus cavernosum. Ann Acad Med Singapore. 2000 Jan;29(1):22-6.
2. Adimoelja A. Phytochemicals and the breakthrough of traditional herbs in the management of sexual dysfunctions. Int J Androl. 2000;23 Suppl 2:82-4.
3. Adimoelja and P. Ganeshan Adaikan. Protodioscin from herbal plant Tribulus terrestris L improves the male sexual functions, probably via DHEA. 6th Biennial Asian-Pacific Meeting on Impotence in Kuala Lumpur, Malaysia(1997) Int. J. Impotence Research v9, supp 1(1997)
4. Advance Physician Formulas. Passion Rx sex pill male, female libido enhancer. http://www.physicianformulas.com/store/Scripts/prodview.asp?idproduct=15
5. Advance Physician Formulas. Tribulus-Terrestris supplement extract, male performance enhancer, 40 percent saponins. http://www.physicianformulas.com/store/Scripts/prodview.asp?idproduct=99
6. Alexander Panossian, GeorgWikman. Pharmacology of Schisandra chinensis Bail: An overview of Russian research and uses in medicine.

Journal of Ethnopharmacology 118(2008) 183-212

7. Amen, DG. Change your brain change your body. Three Rivers Press. 2010

8. ARUNA BASHIR, M. TAHIR, WAQAS SAMEE AND BUSHRA MUNIR. EFFECTS OF TRIBULUS TERRESTRIS ON TESTICULAR DEVELOPMENT OF IMMATURE ALBINO RATS. Biomedica Vol.25, Jan. - Jun. 2009/Bio-5.Doc P. 63-68(WC)

9. Belinda Rowland. Gale Encyclopedia of Alternative Medicine. 2001 Apr 06.

10. Berry NM, Robinson MJ, Bryan J, Buckley JD, Murphy KJ, Howe PR. Acute effects of an Avena sativa herb extract on responses to the Stroop Color-Word test. J Altern Complement Med. 2011 Jul;17(7):635-7.

11. Brooks NA, Wilcox G, Walker KZ, Ashton JF, Cox MB, Stojanovska L. Beneficial effects of Lepidium meyenii(Maca) on psychological symptoms and measures of sexual dysfunction in postmenopausal women are not related to estrogen or androgen content. Menopause. 2008 Nov-Dec;15(6):1157-62.

12. Buhner SH. The Natural Testosterone Plan: For Sexual Health and Energy. P81. Apr 14, 2007.

13. Buter, RN., Lewis, MI. The new love and sex after 60. Ballantine Books. 2002

14. Byung-Cheul Shin, Myeong Soo Lee, Eun Jin Yang, Hyun-Suk Lim, Edzard Ernst. Maca(L. meyenii) for improving sexual function: a systematic review. BMC Complementary and Alternative Medicine 2010, 10:44

15. Choi HK, Seong DH, Rha KH. Clinical efficacy of Korean red ginseng for erectile dysfunction. Int J Impot Res. 1995 Sep;7(3):181-6.

16. Choi YD, Rha KH, Choi HK. In vitro and in vivo experimental effect of Korean red ginseng on erection. J Urol. 1999 Oct;162(4):1508-11.

17. Cohen AJ, Bartlik B. Ginkgo biloba for antidepressant-induced sexual dysfunction. J Sex Marital Ther. 1998 Apr-Jun;24(2):139-43.

18. de Andrade E, de Mesquita AA, Claro Jde A, de Andrade PM, Ortiz V,

Paranhos M, Srougi M. Study of the efficacy of Korean Red Ginseng in the treatment of erectile dysfunction. Asian J Androl. 2007 Mar;9(2):241-4. Epub 2006 Jul 11.

19. Diamond, J. The Male Menopause. Sourcebooks, Inc. 1997

20. Dimpfel W, Storni C, Verbruggen M. Ingested oat herb extract(Avena sativa) changes EEG spectral frequencies in healthy subjects. J Altern Complement Med. 2011 May;17(5):427-34. Epub 2011 May 12.

21. Dong Wan Sohn, Byung Il Yoon, Sung Dae Kim, Eun Jeong Lee, Hee Seok Kim, Sung Wan Hwang

22. Dording CM, Fisher L, Papakostas G, Farabaugh A, Sonawalla S, Fava M, Mischoulon D. A double-blind, randomized, pilot dose-finding study of maca root(L. meyenii) for the management of SSRI-induced sexual dysfunction. CNS Neurosci Ther. 2008 Fall;14(3):182-91.

23. Gauthaman K, Adaikan PG, Prasad RN. Aphrodisiac properties of Tribulus Terrestris extract(Protodioscin) in normal and castrated rats. Life Sci. 2002 Aug 9;71(12):1385-96.

24. Gonzales GF, Córdova A, Vega K, Chung A, Villena A, Góñez C, Castillo S Effect of Lepidium meyenii(MACA) on sexual desire and its absent relationship with serum testosterone levels in adult healthy men.. Andrologia. 2002 Dec;34(6):367-72.

25. Hong B, Ji YH, Hong JH, Nam KY, Ahn TY. A double-blind crossover study evaluating the efficacy of korean red ginseng in patients with erectile dysfunction: a preliminary report. J Urol. 2002 Nov;168(5):2070-3.

26. Huston, JE., Lanka, LD. Perimenopause; Changes in Women's Health After 35. New Harbinger Publications, Inc. 1997

27. Jang DJ, Lee MS, Shin BC, Lee YC, Ernst E. Red ginseng for treating erectile dysfunction: a systematic review. Br J Clin Pharmacol. 2008 Oct;66(4):444-50. Epub 2008 Jun 9.

28. Joannides, P. Guide to Getting it on! 6th ed. Goofy Foot Press. 2012

29. Kalamegam Gauthaman, Adaikan P. Ganesan. The hormonal effects

of Tribulus terrestris and its role in the management of male erectile dysfunction - an evaluation using primates, rabbit and rat. Phytomed icine 15(2008) 44-54

30. Kim HJ, Woo DS, Lee G, Kim JJ. The relaxation effects of ginseng saponin in rabbit corporal smooth muscle: is it a nitric oxide donor? Br J Urol. 1998 Nov;82(5):744-8.

31. Kim HK, Bak YO, Choi BR, Zhao C, Lee HJ, Kim CY, Lee SW, Jeon JH, Park JK. The Role of the Lignan Constituents in the Effect of Schisan dra chinensis Fruit Extract on Penile Erection. Phytother Res. 2011 Apr 6. doi: 10.1002/ptr.3486. [Epub ahead of print]

32. Kleiner, SM. The Powerfood Nutrition Plan. Rodale Inc. 2006

33. Lamm, S. The Virility Solution. Simon & Schuster. 1998

34. Letha Hadady, D.Ac. Chinese Herbs Enhance Sexual Vitality. Nutrition Science News. March 1999

35. Malviya N, Jain S, Gupta VB, Vyas S. Recent studies on aphrodisiac herbs for the management of male sexual dysfunction—a review. Acta Pol Pharm. 2011 Jan-Feb;68(1):3-8.

36. Marian L. Kohut, PhD, James R. Thompson, MS, Jeff Campbell, BA, Greg A. Brown, MS, Matthew D. Vukovich, PhD, Dave A. Jackson, MS, Doug S. King, PhD Ingestion of a Dietary Supplement Containing Dehydroepiandrosterone(DHEA) and Androstenedione Has Minimal Effect on Immune Function in Middle-Aged Men Journal of the Ameri can College of Nutrition, Vol. 22, No. 5, 363-371(2003)

37. Mark A. Moyad, MD, MPH, James H. Barada, MD, Tom F. Lue, MD, John P. Mulhall, MD, Irwin Goldstein, MD, Ahmed Fawzy, MD. Preventi on and treatment of erectile dysfunction using lifestyle changes and dietary supplements: what works and what is worthless, part II. Urol Clin N Am 31(2004) 259-273

38. Mets, ME., McCarthy, BW. Coping with Erectile Dysfunction. New Harbinger Publications, Inc. 2004

39. Oh KJ, Chae MJ, Lee HS, Hong HD, Park K. Effects of Korean red ginseng on sexual arousal in menopausal women: placebo-controlled, double-blind crossover clinical study. J Sex Med. 2010 Apr;7(4 Pt 1):1469-77. Epub 2010 Feb 5.

40. S. Grigorova, B. Kashamov, V. Sredkova, S. Surdjiiska, H. Zlatev. EFFECT OF TRIBULUS TERRESTRIS EXTRACT ON SEMEN QUALITY AND SERUM TOTAL CHOLESTEROL CONTENT IN WHITE PLYMOUTH ROCK-MINI COCKS. Biotechnology in Animal Husbandry 24(3-4), p 139-146, 2008

41. Shippen, E. Testosterone syndrome. Evans and Company. 1997

42. Sohn, Michael; Sikora, Richard. Ginkgo biloba extract in the therapy of erectile dysfunction. Journal of Sex Education & Therapy, Vol 17(1), Spr 1991, 53-61.

43. Sung Yeoun Hwang, Du Bae Kim, Hyun Woo Kim, Sae Woong Kim and Yong-Hyun Cho. The Effects of Herbal Formula(KH-204) on the Penile Erection and Corpus Cavernosum of Spontaneous Hypertensive Male Rats. Kor. J. Pharmacogn. 38(3) : 239~244(2007)

44. Tae-Hwan Kim, Seung Hyun Jeon, Eun-Joo Hahn, Kee-Yoeup Paek, Jong Kwan Park, Nae Young Youn and Hyung-Lae Lee. Effects of tissue-cultured mountain ginseng(Panax ginseng CA Meyer) extract on male patients with erectile dysfunction. Asian Journal of Andrology(2009) 11: 356-361. doi: 10.1038/aja.2008.32; published online 23 February 2009.

45. Walker, M. Sexual Nutrition. Avery Publishing Group. 1996

46. Wheatley D. Triple-blind, placebo-controlled trial of Ginkgo biloba in sexual dysfunction due to antidepressant drugs. Hum Psychopharmacol. 2004 Dec;19(8):545-8.

47. Zenico T, Cicero AF, Valmorri L, Mercuriali M, Bercovich E. Subjective effects of Lepidium meyenii(Maca) extract on well-being and sexual performances in patients with mild erectile dysfunction: a randomised, double-blind clinical trial. Andrologia. 2009 Apr;41(2):95-9.

48. Zenico T, Cicero AF, Valmorri L, Mercuriali M, Bercovich E. Subjective effects of Lepidium meyenii(Maca) extract on well-being and sexual performances in patients with mild erectile dysfunction: a randomised, double-blind clinical trial. Andrologia. 2009 Apr;41(2):95-9.

49. Zheng BL, He K, Kim CH, Rogers L, Shao Y, Huang ZY, Lu Y, Yan SJ, Qien LC, Zheng QY. Effect of a lipidic extract from lepidium meyenii on sexual behavior in mice and rats. Urology. 2000 Apr;55(4):598-602.

50. Zilbergeld, B. The New Sexuality. Bantam Books. 1999

51. 최영득, 신종성, 최형기. 고려인삼의 토끼 음경 해면체 평활근에 대한 작용(Effect of Korean Ginseng on the Isolated Rabbit Corpus Cavernosal Smooth Muscle). 고려인삼학회지 20(2) 133-138.

52. 최형기 최영득 Adaikan, P.G. Yu, Jian. 발기부전 환자에서의 홍삼의 효능에 관한 연구 - 동남아시아의 다국적 연구 Effectiveness of Korea red ginseng in erectile dysfunction-multi-national approach. 고려인삼학회지 23권 4호 247-257.

53. 최형기, 최영진, 김장환 발기부전환자에서 홍삼 복용후의 음경혈류와 발기력 변화 Penile Blood Change After Oral Medication of Korean Red Ginseng in Erectile Dysfunction Patients. 고려인삼학회지 제27권 4호 165-170

54. 최형기, 최영진. 국제 발기능측정설문지(IIEF)를 이용한 발기부전 환자에서의 홍삼 효능 평가. Evaluation of Clinical Efficacy of Korea Red Ginseng for Erectile Dysfunction by International Index of Erectile Function(IIEF). 고려인삼학회지 제25권 3호 112-117